Sabine Kray

# FREIHEIT VON DER PILLE

*Eine Unabhängigkeitserklärung*

TEMPO

*TEMPO Bücher erscheinen im*
*Hoffmann und Campe Verlag, Hamburg.*

1. Auflage 2017
Copyright © 2017 by Hoffmann und Campe Verlag, Hamburg
*www.hoca.de*
Satz: Pinkuin Satz und Datentechnik, Berlin
Gesetzt aus der Albertina
Druck und Bindung: C. H. Beck, Nördlingen
Printed in Germany
ISBN 978-3-455-00266-9

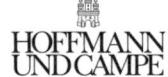

HOFFMANN
UND CAMPE

*Ein Unternehmen der*
GANSKE VERLAGSGRUPPE

*Als ich jedoch in der Physik gewisse allgemeine Begriffe gewonnen hatte [...] so glaubte ich sie nicht zurückhalten zu dürfen, wenn ich nicht gegen das Gesetz verstoßen wollte, welches uns das allgemein Beste zu befördern heißt. Denn mittels ihrer kann man zu Kenntnissen gelangen, die für das Leben höchst nützlich sind [...] sodass wir jene [...] zu allen passenden Zwecken verwenden und uns so zu Herrn und Meister der Natur machen können. Dies ist nicht bloß für die Erfindung zahlloser Verfahrungsweisen wünschenswerth, die uns die Früchte und Behaglichkeiten der Erde ohne Müh gewähren würden, sondern auch für die Erhaltung der Gesundheit, die das höchste Gut dieses Lebens und die Grundlage für alle anderen ist. Denn selbst die Seele ist so sehr von der Verfassung der Organe ihres Körpers abhängig, dass, wenn man ein Mittel, die Menschen klüger und geschickter als bisher zu machen, finden will, man es in der Medizin zu suchen hat. Allerdings enthält die jetzt geübte wenig, was einen solchen Nutzen gewährte, und ich glaube, ohne sie zu verachten, dass Jedermann, selbst von ihren Jüngern eingestehen wird, wie das, was er von ihr weiß, beinahe Nichts ist, im Vergleich zu dem Übrigen, was er nicht weiß.*

René Descartes
Abhandlung über die Methode richtig zu denken und
die Wahrheit in den Wissenschaften zu suchen, 1637

# INHALT

# DISCLAIMER!

*Was dieses Buch kann, was es weder kann*
*noch will und was es eigentlich möchte*

Dieses Buch wird keine Entscheidungshilfe sein – Pille ja oder nein. Es möchte nicht beide Seiten in jedem Detail beleuchten. Dafür gibt es andere Bücher. Eine Liste mit einer Auswahl solcher Bücher und anderer vertrauenswürdiger Informationsquellen wird am Ende dieses Buches zu finden sein. Einige davon sind mir auch beim Schreiben eine große Hilfe gewesen. Es gibt gute Gründe, die Pille zu nehmen und auch weniger sinnvolle. Mit guten Gründen werden wir seit Jahrzehnten von den Medien und der Pharmaindustrie versorgt.

Dieses Buch ist eine persönliche Unabhängigkeitserklärung, die einem breiten Publikum weniger gute Gründe für den kompromisslosen Verzicht, als gute Gründe für das Nachdenken über die Pille liefern möchte. Es ist ein einseitiges Buch, was nicht heißen soll, dass die zitierten medizinischen und historischen Fakten nicht sorgfältig recherchiert und belegt wären.

Und obwohl es in jedem einzelnen Kapitel noch unendlich viel mehr zu erzählen gäbe, wird es nicht in allen Bereichen in die Tiefe gehen können. Es möchte kompakt bleiben, denn hormonelle Verhütung ist eines jener Themen, die oft auf mehreren Ebenen gleichzeitig diskutiert werden. Da gibt es die wissenschaftliche, die emotionale, die persönliche, die praktische, aber auch die ideologische Ebene, die in unseren privaten Gesprächen genauso miteinander verschwimmen wie in der öffentlichen Debatte. Am Ende fühlt man sich leider meistens nicht schlauer als zuvor. Aus diesem Grund versucht jedes Kapitel das jeweils Wesentliche zu erzählen, um der Leserin einen Überblick über diese komplexe Debatte anzubieten und eine produktive Auseinandersetzung zu ermöglichen.

In jedem Fall möchte dieses Buch aufräumen mit dem alten Mythos der Alternativlosigkeit der Pille für sichere Verhütung. Doch mehr noch als medizinische Zusammenhänge zu diskutieren, möchte es Fragen stellen über Selbstbestimmung und Frausein im 21. Jahrhundert. Nicht zuletzt möchte es die Leserin inspirieren, darüber nachzudenken, ja vielleicht auch darüber zu streiten, welchen Platz in dieser Welt wir unseren vielfältigen Identitäten als Frauen einräumen wollen.

Teilweise müssen in der folgenden Auseinandersetzung mit hormoneller Verhütung komplexe biologische Zusammenhänge nachvollziehbar gemacht werden, denn das Wissen um die Wirkungsweise der Pille und die mit ihr verbundenen Nebenwirkungen ebenso wie ein Grundwissen um die Mechanismen des weiblichen Zyklus sind elementar für einen sinnvollen Umgang mit diesem komplexen Thema. Die Darstellung dieser Zusammenhänge basiert auf wissenschaftlichen Studien sowie meinen Gesprächen mit Wissenschaftlern aus den entsprechenden Forschungsfeldern.

Gleichzeitig bleibt festzuhalten, dass es insbesondere in der Endokrinologie, jenem medizinischen Fachbereich, der sich mit den Hormonen im menschlichen Körper befasst, wie in so vielen anderen naturwissenschaftlichen Feldern noch immer eine Reihe blinder Flecken und nicht eindeutig nachvollziehbarer Phänomene gibt. Dies sollte uns auf beiden Seiten der Debatte um hormonelle Kontrazeptiva sehr zu denken geben. Zur Bewertung ihrer Risiken und Mehrwerte bleiben uns vorerst vor allen Dingen die existierenden Beobachtungen und Zahlen, die sich aus entsprechenden Studien ergeben, aber auch die Leerstellen und Unklarheiten, die sich in diesem Zusammenhang auftun. Und ganz sicher auch unser Bauchgefühl. Denn wo es um unser körperliches Wohlbefinden geht, ist es eigentlich niemals fehl am Platz.

Unabhängig vom Bauchgefühl, gebietet jedoch aus meiner Sicht der gesunde Menschenverstand, einer so komplexen Technologie mit der entsprechenden Aufmerksamkeit und Vorsicht zu begegnen. Die bisher bekannten Fakten und Risiken abzuwägen, sich Informationen aus zuverlässigen Quellen zu beschaffen, ist ein erster Schritt für einen produktiven und aufgeklärten Umgang mit einem Arzneimittel, das in Deutschland von Millionen mehrheitlich gesunden Frauen eingenommen wird.

Ja, ja, wird die eine oder andere sagen, natürlich soll man sich informieren und das eigene Bauchgefühl nicht ignorieren. Das klingt so selbstverständlich und auch gar nicht neu. Ist es auch nicht: nicht neu, aber wie ich feststellen musste, eben doch nicht so selbstverständlich.

# UNABHÄNGIGKEIT

*Über Entscheidungen und die Freiheit, sie zu treffen*

Ich habe siebzehn Jahre lang hormonell verhütet. Bereits mit 15 bekam ich die Pille verschrieben, gegen meine heftigen Menstruationsbeschwerden und weil ich selbst darauf drängte. Auf der Mädchentoilette in der Schule erzählte man sich, die Pille mache schöne Haut, schöne Haare und große Brüste. *Sign me up!*, dachte ich mir, obwohl es noch drei Jahre dauern sollte, bis ich zum ersten Mal Sex hatte. Mit Kondom im Übrigen, denn über sexuell übertragbare Krankheiten wurden wir in den neunziger Jahren sehr gut aufgeklärt.

Bekam ich schönere Haut, größere Brüste? Ich weiß es nicht mehr. Ich weiß noch, dass es sich sehr erwachsen und sehr »fraulich« anfühlte, jeden Tag eine Pille aus dem bunten Blister zu drücken. Dazu gab es beim Frauenarzt noch ein Schminktäschchen und einen Erinnerungsaufkleber für den Badezimmerspiegel geschenkt. Die Aufklärung zu den Nebenwirkungen war oberflächlich, unter Eltern galt es als modern, jungen Mädchen die Pille früh verschreiben zu lassen.

Erst 17 Jahre später entdeckte ich, was für Auswirkungen die Präparate auf meine Libido, ja auf meine Persönlichkeit gehabt hatten. Dass die hormonelle Medikation mich alles andere als weiblicher, »fraulicher« oder emanzipierter gemacht hatte. Plötzlich, nachdem ich die Hormone abgesetzt hatte, kam es vor, dass ich unvermittelt an Sex denken musste, in der U-Bahn oder beim Einkaufen. Meine Libido meldete sich auf eine ganz neue Art, und irgendwann dachte ich mir: »Verdammt noch mal, ich habe immer geglaubt, das wäre nur bei Männern so …« Hatte die Pille jahrelang mein Sexleben ruiniert? Ich begann im Kreis meiner Freundinnen herumzufragen und stellte fest, dass es nicht nur mir so ergangen war. Einige berichteten auch über mehr Wucht im Alltag, mehr Durchsetzungsstärke.

Dazu sollte ich mal was schreiben, dachte ich mir, erst Monate später schrieb ich es, für *10 nach 8* bei *Zeit Online*. Was dann passierte, überrascht mich noch immer – innerhalb von weniger als 24 Stunden war der Artikel mit dem Titel *Die Antibabypille ist unzumutbar* von mehr als einer halben Million Menschen gelesen und tausendfach in sozialen Medien geteilt worden.

In den Wochen darauf sprachen mich fast täglich Frauen darauf an. Weitere Freundinnen, Bekannte, aber auch Fremde. Die meisten waren in meinem Alter und hatten aus dem einen oder anderen Grund aufgehört, die Pille zu nehmen. Die einen hatten sich zu diesem Schritt entschieden, weil sie ein Kind wollten, andere fragten sich, ob ihre schwächelnde

Libido mit der Pille zusammenhängen könnte. Wieder andere hatten sich irgendwann beim täglichen Griff zur Tablette einfach nicht mehr wohlgefühlt, irgendetwas hatte sich gesperrt. Pillenmüdigkeit kann man das nennen, oder auch Bauchgefühl. Viele dieser Frauen teilten meine Erfahrungen, hatten aber auch andere Veränderungen am eigenen Körper, der eigenen Selbstwahrnehmung festgestellt, nachdem sie vom Teenageralter an die Pille genommen und schließlich abgesetzt hatten.

Von einem Apotheker erhielt ich eine E-Mail, in der er mich darauf aufmerksam machte, dass er einen Aspekt in meinem Artikel vermisst habe. Die Pille, so beschrieb er es mir, nehme durch die veränderte hormonelle Situation auch Einfluss auf die Partnerwahl. Immer neugieriger geworden, setzte ich meine Recherchen fort und fand heraus, dass auch das zumindest eine valide Vermutung darstellte. Und ich fragte mich: Was weiß man eigentlich darüber, was die jahrelange Einnahme synthetischer Hormone mit dem weiblichen Körper macht? Wie genau funktioniert die Pille und kann man eigentlich auch ohne sie sicher verhüten? Oder geht es vielleicht noch um sehr viel mehr?

Der erste Schritt auf dem Weg zu diesem Buch bestand darin, meine eigene Geschichte genauer zu betrachten. 17 Jahre lang hatte ich also hormonell verhütet. Ich kann nicht sagen, dass ich mir wenig dabei gedacht hätte. Mehrfach habe ich die Präparate gewechselt. Irgendwas war immer. Eine Hormonspirale hatte mich mit 20 fast umgebracht.

Eine Eierstockentzündung, zwei verschiedene Antibiotika per Infusion, eine Woche im Krankenhaus. Es dauerte eine ganze Weile, bis ich mich davon wieder erholt hatte. Ob es an der Hormonspirale lag, ließ sich nie eindeutig nachvollziehen. Trotzdem hatte ich die Alternativlosigkeit von hormoneller Verhütung nie angezweifelt. Warum? Nun, das habe ich mich auch gefragt, als ich im Februar letzten Jahres aufgehört habe, sie zu verwenden.

Die Entscheidung aufzuhören, kann man gar nicht wirklich als solche bezeichnen. Irgendwie hatte ich keinen Termin beim Frauenarzt bekommen, um mir ein neues Rezept zu holen und dachte spontan: Vielleicht lasse ich es einfach mal sein. Einen Freund hatte ich zu diesem Zeitpunkt schon seit einigen Monaten nicht, ich verhütete mit Kondom, hätte die hormonelle Verhütung also gar nicht gebraucht, aber über die Jahre war es zu einem solchen Automatismus, ja einem selbstverständlichen Teil meines Lebens geworden, dass erst einmal eine Reihe von Umständen zusammenkommen mussten, um diesen kleinen, unspektakulären Schritt zu gehen.

Nach einigen Wochen realisierte ich, dass sich mein Lebensgefühl veränderte, doch es dauerte ein wenig, bis ich den Zusammenhang herstellte, dass es mit dem Absetzen der Hormone zu tun haben könnte. Als Erstes fiel mir die Veränderung meines sexuellen Begehrens auf. Wo es zuvor immer einen kleinen Schubs, also die Initiative eines Mannes gebraucht hatte, um wach zu werden, war es plötzlich ein eigenständiger Teil von mir, kam unvermittelt und unangekündigt über mich. Ich begann mich selbstbewusster zu fühlen, in jederlei Hinsicht näher an meinen Bedürfnissen, nicht nur was den Sex anging.

Fasziniert beobachtete ich diesen neuen Teil von mir. In meinen Gesprächen mit anderen Frauen meines Alters stellte ich fest, dass viele ähnlich wie ich bereits als Teenager in die hormonelle Verhütung »hineingerutscht« waren. Fast alle von uns waren mit dem festen Vorsatz zum Frauenarzt gegangen, jetzt auch »endlich« die Pille zu bekommen. Keine von uns ging damals ohne Rezept nach Hause. Manche wurden auch von ihren Müttern zum Arzt geschickt, um sie verschrieben zu bekommen. Viele von uns hatten zu diesem Zeitpunkt nicht einmal einen Freund. Für fast alle spielte es eine Rolle, dass die Pille »schöner« machen sollte und dass wir die Menstruation, die die meisten von uns zu diesem Zeitpunkt noch gar nicht lange hatten, als unangenehm empfanden.

Ein unregelmäßiger Zyklus, Menstruationsbeschwerden – das alles könne der Vergangenheit angehören, erfuhren wir aus Broschüren, von Freundinnen und schließlich vom Arzt. Eine weitere Rolle spielte wohl auch die Tatsache, dass die Pille eine Art Klub war, dem man gern angehören wollte. Eine 21-Jährige erklärte mir kürzlich während eines der Interviews, die ich für dieses Buch mit jüngeren Frauen geführt habe, dass es sich regelrecht »komisch« angefühlt habe, mit 16 eine von denen zu sein, die die Pille nicht einnahmen.

Auch sie ließ sie sich verschreiben, obwohl sie noch keinen Freund hatte.

Hormonelle Verhütung ist offenbar eine Art Meilenstein auf dem Weg zum Frausein geworden – damals wie heute –, eine Selbstverständlichkeit, ein Automatismus, nicht nur in meiner persönlichen Geschichte. Mit ihr assoziieren wir Sorglosigkeit genauso wie Verantwortungsbewusstsein. Regelrecht absurd eigentlich, oder nicht? *A dream come true,* könnte man meinen. Verantwortungsbewusstsein ist in der Regel anstrengend, ganz besonders für Teenager. Welch ein Luxus, wenn es in Tablettenform erhältlich ist und uns quasi als »Nebenwirkung« auch noch die Sorglosigkeit im Bett ermöglicht.

Auch unter Jungs und jungen Männern hat sich diese Wahrnehmung festgesetzt, der Druck, sich die Pille verschreiben zu lassen, wächst nicht selten mit jeder Woche, die eine neue Beziehung währt. Wer sie nicht nimmt, gilt nicht nur als regelrecht verantwortungslos, sondern steht aus der Perspektive vieler junger Männer einem sorglosen, erfüllten Sexleben ohne Grund im Wege. Denn: *Die Pille ist doch so praktisch! Und sicher. Und alle anderen nehmen sie doch auch!* Dass noch andere Sorgen, etwa die um die Integrität des eigenen Körpers, der eigenen Persönlichkeit eine Rolle spielen könnten, ist für viele nicht nachvollziehbar, und zwar vor allen Dingen, weil die wenigsten Menschen überhaupt um diese Risiken wissen – ganz besonders die Männer, deren Körper und Persönlichkeiten in diesem Zusammenhang unangetastet bleiben.

Geht eine Beziehung in die Brüche, raten Frauenärzte in Deutschland häufig, sie einfach weiter zu nehmen, dann müsse sich der Körper nicht so oft umstellen. Das führt dazu, dass viele Frauen die Pille zehn bis 15 Jahre lang einnehmen, ob sie die empfängnisverhütende Wirkung gerade brauchen oder nicht. Erst wenn sich ein Kinderwunsch einstellt, soll sie abgesetzt werden, so lautet die landläufige Einstellung.

Kann das gut sein? Über die Risiken und Nebenwirkungen der Pille werden die meisten Frauen von ihren Ärzten nur unzureichend informiert, zumindest auf das Risiko von Thrombosen und Embolien wird inzwischen in den meisten Fällen hingewiesen. Auf die möglichen Auswirkungen der Pille auf das Wohlbefinden, auf den gesenkten Testosteronspiegel, der sich bei allen Anwenderinnen einstellt, und ihre potenzielle Wirkung auf die Libido werden junge Frauen meistens nicht aufmerksam gemacht. Geht es einer Frau mit einer Pille nicht gut, bekommt sie ein neues Präparat mit einer anderen Dosierung oder einer anderen Zusammensetzung.

Es stellt sich also die Frage, ob das, was wir in der gegebenen Situation erleben, wirklich als Selbstbestimmung über den eigenen Körper bezeichnet werden kann. Die Entscheidungen, die wir in diesem Zusammenhang treffen, sind so stark von den Einstellungen, Ansprüchen, Sorgen und Ideologien anderer, ja, letztlich auch von einem so eklatanten Mangel an Wissen geprägt, dass ein sinnvoller Entscheidungsprozess und damit auch echte Selbstbestimmung nur selten gegeben sind.

In den letzten Jahren hat die Berichterstattung über die Pille wieder zugenommen. Ganz besonders die neueren Präparate der sogenannten dritten und vierten Pillengeneration haben Schlagzeilen gemacht, nachdem es im Zusammenhang mit den darin enthaltenen Gestagenen immer wieder zu teilweise tödlichen Thrombosen und Embolien, insbesondere auch bei sehr jungen Frauen, kam. Die Klage einer jungen Frau, die das von Bayer vertriebene Präparat Yasminelle einnahm und eine Thrombose nur knapp und mit erheblichen Folgeschäden überlebte, hat die Debatte bereits im Jahr 2015 neu entfacht.

Wie sicher sind die neueren Präparate, die ganz besonders jungen Mädchen als »sanft«, niedrig dosiert und »von weniger Nebenwirkungen begleitet« verschrieben werden, wirklich? Auch die Techniker Krankenkasse zeigte sich alarmiert. In ihrem *Pillenreport* stellte sie im Jahr 2015 fest, dass die Mehrheit junger, gesunder Mädchen von ihren Frauenärzten ebenjene Pillen verschrieben bekommen, von denen Studien gezeigt haben, dass sie das Thrombose- und Embolierisiko gegenüber älteren Präparaten um das bis zu Dreifache steigern. Wie kommt eine solche Verordnungspraxis zustande? Auch dieser Frage soll in einem der folgenden Kapitel nachgegangen werden.

Die Forschung zu jenen Effekten, die unter Umständen nicht sofort als negativ wahrgenommen werden und dennoch einen entscheidenden Einfluss auf unser Leben haben, findet indes seltener, aber doch immer mal wieder Eingang in die Berichterstattung. Das Phänomen des herabgesetzten Testosteronspiegels begegnet uns dort ebenso wie Libidoverlust und negative Einflüsse hormoneller Verhütung auf die seelische Verfassung der Anwenderin, meistens geben aktuelle wissenschaftliche Studien den Anstoß. Um herauszufinden, was es damit auf sich hat, habe ich in den vergangenen Monaten medizinische Studien und Facharktikel gelesen und mit Wissenschaftlern gesprochen. Einer von ihnen, Prof. Lobmaier, der am Institut für Psychologie der Universität Bern in den Bereichen Kognitive Psychologie und Wahrnehmung forscht, betont in unserem Gespräch, dass es höchste Zeit sei, dass sich Wissenschaft und Patientinnen nicht nur auf die medizinischen Haupt- und Nebenwirkungen der Pille besinnen, sondern auch auf die potenziellen psychologischen Effekte. Dieser Prozess komme langsam in Gang, aber nicht so schnell und gründlich, wie es wünschenswert wäre. So sollten mögliche Effekte auf die Psyche eigentlich auch im Zusammenhang mit der Zulassung eine Rolle spielen. Auch empfindet er es als paradox, dass die Pille seit Jahrzehnten als das Symbol der sexuellen Befreiung der Frau gesehen werde, da man den Zyklus der Frau de facto unterdrücke. Auch aus meiner persönlichen Erfahrung kann ich dem nur zustimmen, denn mit dieser Unterdrückung des weiblichen Zyklus können auch die Wellen des weiblichen Begehrens flacher werden, die hormonellen Hochs ebenso verschwinden wie die Tiefs. Nach sexueller Selbstbestimmung fühlt sich das nicht an.

Im folgenden Kapitel werde ich zunächst einen genaueren Blick auf die Funktion von Sexualhormonen im menschlichen Körper werfen, den weiblichen Zyklus sowie den Wirkmechanismus der Pille erläutern, bevor ich einige aktuelle Studien diskutiere, die sich mit den negativen Effekten der Pille auf Libido und Wohlbefinden der Anwenderinnen auseinandergesetzt haben. Als uneingeschränkt harmlos – so viel sei vorweggenommen – kann man hormonelle Verhütung jedenfalls nicht bezeichnen.

Einen ersten Schritt zur Beantwortung der Frage, wie es dazu kommen konnte, dass sie in unserer modernen, westlichen Gesellschaft dennoch zu einer regelrechten Selbstverständlichkeit werden konnte, werde ich im darauffolgenden Kapitel mit dem Titel *Wissen ist Macht* in Angriff nehmen. Ein kurzer Blick auf die Geschichte der Empfängnisverhütung illustriert, wie der weibliche Körper seit jeher Austragungsort von moralischen wie bevölkerungspolitischen Konflikten war und wie vor allen Dingen die Vorenthaltung von Wissen um Verhütungsmittel, aber auch Scham dazu beigetragen haben, dass Frauen geeignete Verhütung und damit auch die Selbstbestimmung über den eigenen Körper so lange verwehrt geblieben sind.

Im nächsten Schritt möchte ich mir ansehen, wie wir uns heutzutage Informationen über gängige Verhütungsmittel beschaffen und wie der Diskurs über solche Mittel von den Interessen der Pharmaindustrie beeinflusst wird. Wenige Menschen sind sich über die vollkommen legalen Verbindungen der Konzerne mit unserem Gesundheitssystem bewusst.

Patientenbroschüren, dem, was wir im Internet lesen, und der Beratung, die wir von unseren Ärzten und Apothekern erhalten, unterstellen wir vertrauensvoll, dass dabei das Wohl der Anwenderinnen im Vordergrund steht. Leider zu Unrecht. So wird der weibliche Körper von der Industrie zunächst als makelhaft inszeniert, nur um im gleichen Atemzug das entsprechende Konsumgut zur vermeintlichen Abhilfe anbieten zu können. Darin unterscheidet sich die Pharmaindustrie kaum von der Kosmetikindustrie, zumal viele ihrer Versprechungen kosmetischer Natur sind.

Dass sich hinter den Arzneimitteln, die wir tagtäglich einnehmen, eine milliardenschwere Industrie verbirgt, ja, die Tatsache, dass sie auch finanzielle Interessen hat, machen wir uns selten bewusst, auch weil mit einer solchen Erkenntnis vieles infrage gestellt würde, darunter unser Vertrauensverhältnis zu Ärzten und der Medizin im Allgemeinen. Dennoch, ein Satz gilt heute genauso wie in den vergangenen Jahrhunderten: Wissen ist Macht.

Wie kann es gelingen, die Macht über unsere Körper und letztlich auch über unsere Gefühle zurückzuerlangen? Im fünften Kapitel möchte ich mich ebendieser Frage widmen. Können wir lernen, uns dem weiblichen Körper, ganz besonders dem Uterus, der uns ein Leben lang als eine ärgerliche Bürde, ja als Karrierehindernis nahegebracht wurde, wieder mit Neugierde und Vertrauen zu nähern? Welche Wege der Verhütung gibt es jenseits hormoneller Mittel?

Abschließend möchte ich mich mit einer Diskussion beschäftigen, die in den letzten Jahrzehnten eng mit der Verhütungsfrage verknüpft war: Wie können ein fruchtbarer weiblicher Körper und die dazugehörige Frau ihren Platz in unserem Erwerbssystem reklamieren? Schon zu Schulzeiten haben wir Frauen und im Übrigen auch die Jungen gelernt, dass ein Kind die Chancen von Frauen in Bezug auf Ausbildung und Beruf beeinträchtigt und dass der einzige Weg zur Vermeidung dieses »Unglücks« eine verantwortungsbewusste Verhütung ist. Warum eigentlich?

Es gibt europäische Länder, in denen Mutterschaft während der Ausbildung oder im Berufsleben Frauen weit weniger zum Nachteil gereicht als in Deutschland. Nicht wenige deutsche Mütter hätten ihre Kinder gern früher bekommen. Hat der Feminismus des 20. Jahrhunderts uns in eine Sackgasse geführt, indem er versuchte, die Unterschiede zwischen Männern und Frauen zu negieren? Haben wir versucht, uns in ein System hineinzuzwängen, das uns nur dann integriert, wenn wir die maximale Beherrschung unserer Körper und Bedürfnisse an den Tag legen?

Vielleicht war es tatsächlich notwendig, das Schiff der Erwerbstätigkeit erst einmal still und heimlich unter Einsatz der Strickleitern zu kapern. Ein Blick auf den Gleichstellungsbericht der Bundesregierung aus dem Jahr 2017 legt nahe, dass der nächste Schritt überfällig ist. Strukturelle Benachteiligungen von Frauen, insbesondere von Müttern, sind an der Tagesordnung. Könnte es daran liegen, dass wir uns in vorauseilendem Gehorsam passend für den Arbeitsmarkt gemacht haben, statt konsequent die vollständige Teilhabe von Frauen einzufordern? Die Karrierefrau der Neunziger trug Hosenanzug und hatte ihre Eierstöcke voll im Griff. In Gehaltsverhandlungen liegen ihre Forderungen dennoch bis heute unter denen gleich qualifizierter Männer. Heute frieren wir Eier ein und knipsen unsere Fruchtbarkeit aus, ganz so, wie es mittlerweile von uns verlangt zu werden scheint. Die biopolitische Kontrolle wird total. Sie ist vordergründig bejahend, sie offeriert Möglichkeiten. Statt zu unterdrücken und zu tabuisieren, manipuliert sie das Begehren und seine Ausdrucksformen und gibt uns statt der ganzen Hand dennoch bloß den kleinen Finger. Meiner Meinung nach ist es an der Zeit, entschlossen nach der Hand zu greifen und ein Bewusstsein dafür zu schaffen, dass Männer und Frauen gleichermaßen Teil unserer Volkswirtschaft sind, ganz gleich, ob sie ihre Rolle als Managerinnen, Väter oder Mütter ausfüllen.

So ist es an der Zeit, auch den weiblichen Zyklus und seine Besonderheiten in unseren Alltag zu integrieren, statt einen Makel daraus zu konstruieren und ohne Not pharmakologisch auf unsere Körper einzuwirken. Zu oft wird der weibliche Zyklus als Karrierehindernis inszeniert. So sollen uns nicht nur ungewollte Schwangerschaften, sondern auch Menstruationsbeschwerden und PMS (prämenstruelles Syndrom) beruflich zum Nachteil gereichen.

Stimmt das überhaupt? Eine der Frauen, mit denen ich für dieses Buch gesprochen habe, ist Astrid, eine schwedische Physikerin Anfang 30, die ich in New York kennenlernte, wo sie für die NASA arbeitete. Sie lebt und arbeitet mittlerweile in Berlin und spart sich ihre Homeoffice-Tage für ihre Periode auf. Zu Hause kann sie dann konzentrierter arbeiten. Vor dem Eisprung wiederum erlebt sie sich selbst – wie viele Frauen – als agiler, voller Tatendrang und – nun ja, auch Lust. Ihren Zyklus verfolgt sie mit Hilfe einer App, hormonelle Verhütung stünde niemals zur Debatte. Schließlich, meint Astrid, käme ja auch niemand auf den Gedanken, den Testosteronspiegel von Männern zu senken, um Trieb und Konfliktbereitschaft herabzusetzen oder das Urteilsvermögen zu stärken.

In einer idealen Welt wären Güter, die ganz direkt die körperliche Unversehrtheit besonders junger, zunächst einmal gesunder Menschen berühren, unabhängig von finanziellen Interessen und frei von Risiken. Leider ist das nicht der Fall, und es ist wichtig, einen produktiven Umgang mit dieser Erkenntnis zu finden.

Viele Menschen leiden unter Flugangst, doch die wenigsten empfinden Angst, wenn sie eine Tablette nehmen, egal, ob sie damit Kopfschmerzen bekämpfen, oder ihre Familienplanung regeln wollen. Und das ist zunächst einmal gut so. Flugangst kann lähmend sein, Medikamente sollen uns in vielen Fällen helfen, gesund zu werden oder ein besseres Leben zu führen. Ja, Flugangst, wird die eine oder andere einwenden, das ist ja auch eigentlich ein Wahnsinn, dass wir da über den Wolken in einer Maschine sitzen.

Das folgende Buch soll unter anderem deutlich machen, dass es sich auch bei hormoneller Verhütung um eine Art Raketenwissenschaft handelt und dass, wenn auch nicht direkt Angst, eine gewisse Vorsicht und Abwägung im Umgang mit den entsprechenden Produkten durchaus angemessen ist. So sollte jede Frau nicht nur selbst, sondern vor allen Dingen informiert und unabhängig entscheiden, ob hormonelle Verhütung das Mittel ihrer Wahl ist, denn gute Entscheidungen können wir hier, wie auch sonst im Leben, nur treffen, solange uns objektive Informationsquellen und gesunder Menschenverstand zur Seite stehen.

# BOTSCHAFTER AUF ABWEGEN

*Wie funktioniert hormonelle Verhütung*
*und was sind eigentlich Hormone?*

Das Wort Hormon taucht in der Medizingeschichte zum ersten Mal im Jahr 1905 in einem Vortrag des englischen Endokrinologen Ernest Henry Starling auf. In diesem Vortrag mit dem Titel *Die chemischen Zusammenhänge der Körperfunktionen* macht er sein Publikum darauf aufmerksam, dass Menschen bereits seit den Anfängen der Medizingeschichte davon ausgehen, dass es chemische Stoffe geben müsse, die das Wachstum und die Funktion der menschlichen Organe regeln. Für diese »chemischen Botschafter« verwendet er an dieser Stelle zum ersten Mal den Begriff Hormone, den er vom altgriechischen hormān, was so viel wie anregen, antreiben oder erregen bedeutet, ableitet.[1]

Recht hatte er. Hormone lösen körperliche Reaktionen und Prozesse aus, die die menschlichen Körperfunktionen steuern, darunter die Fortpflanzung. Sexualhormone werden im Hypothalamus, in der Hirnanhangsdrüse, in der

Nebenniere, in den Hoden, in den Eierstöcken und während der Schwangerschaft auch in der Plazenta gebildet. Mit Hilfe des Blutkreislaufes erreichen diese von Starling so treffend als chemische Botschafter bezeichneten molekularen Verbindungen unterschiedlichste Orte im Körper, an denen sich sogenannte Rezeptoren befinden.

Das Wort Rezeptor kommt wiederum aus dem Lateinischen. *Recipere* heißt so viel wie »empfangen«, man kann die Rezeptoren also als die »Empfänger« der besagten »Botschaften« betrachten. Ein bisschen vereinfacht formuliert, handelt es sich um eine Art Schlüssel-Schloss-Prinzip: Bestimmte Hormone können nur an den passenden Rezeptoren andocken. Wo also keine Rezeptoren sind oder diese bereits »besetzt« sind, bleibt das Hormon ohne Wirkung. Wo es aber andockt, fällt der erste Dominostein, der eine Vielzahl von Prozessen in Gang bringt.

Sexualhormone steuern unter anderem Fruchtbarkeit, Sexualtrieb, Knochendichte, Muskelbildung, Verteilung von Körperfett, Körperbehaarung und die Bildung primärer und sekundärer Geschlechtsmerkmale, sie nehmen aber auch Einfluss auf Wohlbefinden und Virilität[2]. So haben sie auch Effekte auf unsere Wahrnehmung und unsere Gefühle, und das alles bereits in kleinsten Dosen, denn Rezeptoren für diese Hormone finden sich nicht allein in den Reproduktionsorganen.[3]

Während Mediziner Hormone in den frühen Tagen der Endokrinologie mehr schlecht als recht aus tierischen Geschlechtsorganen und menschlichem wie tierischem Urin gewannen[4], gelang es dem amerikanischen Chemiker Russel E. Marker in den späten dreißiger Jahren, die Substanz Diosgenin kostengünstig aus der Yamswurzel zu extrahieren. Mit Hilfe von Diosgenin konnten nun durch einen chemischen Prozess synthetische Sexualhormone hergestellt werden, was einen wichtigen Schritt in Richtung der Entwicklung einer Antibabypille, wie wir sie heute kennen, darstellte.[5] So war der Weg bereitet, im großen Stil synthetische Hormone herzustellen, die unter anderem für hormonelle Verhütungspräparate nutzbar gemacht werden konnten.

Um die auf Basis dieser Entdeckungen entstandene hormonelle Verhütung zu verstehen, ist es wichtig, zunächst die zentralen Mechanismen des weiblichen Zyklus zu begreifen. Machen wir also einen Schnelldurchlauf: Die Hauptrollen in diesem Drama mit oder ohne Happy End, werden von zwei Hormonen übernommen – Östrogen und Progesteron.

Jede Frau wird mit rund 400 000 winzigen Eizellen geboren, von denen im Laufe ihres fruchtbaren Lebens in der Regel jeweils eine pro Zyklus zur vollen Reife gelangt.[6] Die Reifung dieser Eizellen sowie der Aufbau der Gebärmutterschleimhaut, in der sich das potenziell befruchtete Ei einnisten soll, wird durch die Ausschüttung von Östrogen, aber auch geringeren Mengen des sogenannten Gestagens[7] Progesteron ausgelöst.

Den entscheidenden Moment, in dem sich das Ei vom Eierstock löst, nennt der Volksmund Eisprung, und ab diesem Zeitpunkt kriegt das Progesteron mehr Text in diesem Skript als das Östrogen, denn die Hülle, die das Ei bei seiner Abreise aus dem Eierstock zurückgelassen hat, ist mehr als bloßes Verpackungsmaterial. Sie wird als Gelbkörper bezeichnet. Für den Fall, dass das Ei auf Spermien trifft und befruchtet wird, setzt der Gelbkörper einige Tage lang Progesteron und auch geringe Mengen an Östrogen frei. Das sorgt unter anderem dafür, dass der Gebärmutterschleim zäher wird, um den sogenannten Muttermund, also den »Eingang« zur Gebärmutter, zu verschließen. So können ihn keine weiteren Spermien passieren und das Ei, das nach der Befruchtung als Zygote bezeichnet wird, hat die Gebärmutter für sich allein.

Auch die Reifung weiterer Eizellen wird durch das Progesteron unterbunden. Hat dann doch keine Befruchtung stattgefunden, bildet sich der Gelbkörper zurück, der Hormonspiegel sinkt, löst so die nächste Menstruation aus, bei der der eingangs aufgebaute Gebärmutterschleim ausgeschieden wird, und der gesamte Kreislauf beginnt von vorn.[8]

War die Befruchtung hingegen erfolgreich, wird weiterhin Progesteron ausgeschüttet, was die Reifung weiterer Eier dauerhaft unterbindet.[9] Ob das ein Happy End ist, hängt von der Frau ab, in deren Uterus sich dieses Schauspiel zuträgt.

Hormonelle Verhütungsmittel enthalten in der Regel eine Östrogen- und eine Gestagen-Komponente, wobei es mittlerweile Präparate gibt, deren empfängnisverhütende Wirkung ausschließlich durch Gestagene erreicht wird. Die in den Präparaten enthaltenen synthetischen Hormone drosseln die Hormonproduktion des Körpers der Anwenderin, sodass im Eierstock keine Eier mehr reifen. Die enthaltenen Gestagene simulieren einen Zustand, der mit dem einer Schwangerschaft vergleichbar wäre.

So ist dann auch die Blutung, die innerhalb der hormonfreien Tage, sofern das entsprechende Verhütungsmittel solche Tage vorsieht, stattfindet, keine Menstruationsblutung, sondern eine sogenannte Abbruchblutung, denn die Menstruation findet ja nur als Teil eines natürlichen Zyklus statt.[10] Alles in allem eigentlich eine ziemlich geniale Idee. Wenn da die Nebenwirkungen nicht wären.

Von den potenziell tödlichen Nebenwirkungen haben wir bereits kurz gesprochen, ihre Ursachen sind mittlerweile gut erforscht, was bislang allerdings noch nicht dazu geführt hat, dass diese Risiken beherrschbar geworden wären. Im Gegenteil, aber davon an anderer Stelle.

Die zunächst einmal diffuser anmutenden Nebenwirkungen der Pille, wie verminderte Libido, Einschränkungen des Wohlbefindens und der Virilität[11], betreffen indes weit mehr Frauen als die Embolien und Thrombosen.

Dass dem menschlichen Körper zugeführte synthetische Hormone solch durchschlagende und mitunter unberechenbare Effekte auf die menschliche Psyche haben können, sollte uns eigentlich nicht überraschen. Durchschlagend, weil, wie wir gesehen haben, genau darin ihre Aufgabe besteht – bereits in kleinsten Dosen große Effekte im menschlichen Körper zu erzielen; unberechenbar, weil die hormonelle Grund-konstitution einzelner Menschen durchaus unterschiedlich ist, was im Hinblick auf hormonelle Kontrazeptiva bedeutet, dass die ca. 40 Präparate, zwischen denen deutsche Ärzte in der Regel eine Auswahl treffen[12], kaum jeder einzelnen Frau zu 100 Prozent gerecht werden können.

Viele junge Frauen probieren sich durch eine ganze Palet-te unterschiedlicher Pillen, um jene zu finden, deren Neben-wirkungen sie unmittelbar am wenigsten einschränken, denn neben der Fortpflanzung steuern die Sexualhormone noch viele andere Prozesse im menschlichen Körper. Zusätz-lich zu ihren unmittelbaren Auswirkungen auf die Frucht-barkeit und die sekundären Geschlechtsmerkmale nehmen sie unter anderem Einfluss auf die Ausschüttung und Ver-wertung anderer Hormone und neuropsychologisch wirk-samer Stoffe.

Das Konstrukt aus Hormonen, anderen Botenstoffen und ihren Rezeptoren in unserem Körper ist unendlich komplex und aus diesem Grund auch sehr empfindlich. Schon das kleinste Stellrädchen in diesem System kann große Effekte auf den gesamten Organismus haben, die Psyche ist von die-sen Nebeneffekten besonders häufig betroffen.

Beschränken wir uns für den Augenblick auf die eben ge-nannten Nebenwirkungen, denn interessanterweise schei-nen sie nach derzeitigem Forschungsstand im Zusammen-hang miteinander zu stehen. Ein mögliches Schlüsselwort: Testosteron. Während Wissenschaftler in den frühen Tagen der Endokrinologie, also bis in die dreißiger Jahre glaubten, dass es exklusiv weibliche und exklusiv männliche Hormone gäbe, weiß man heute, dass Testosteron sowohl im männlichen als auch im weiblichen Hormonhaushalt eine Rolle spielt und auch Männer Östrogene produzieren.[13]

Bei Frauen wie bei Männern steuert das Testosteron eine Vielzahl von körperlichen Funktionen, aber auch Affekte. In höherer Dosierung kann es aufgrund seiner anregenden Wirkung gar einen ähnlichen Effekt haben wie eine Droge[14], geht dabei jedoch wie fast alle Drogen mit erheblichen Gesundheitsrisiken und Nebenwirkungen einher. Die Relevanz des Testosterons für die menschliche Psyche zeigt sich auch an Männern, die aus unterschiedlichen Gründen unter einem starken Testosteronmangel leiden. Diese verlieren nicht nur die Lust auf Sex, sie berichten auch von Müdigkeit, mangelndem Enthusiasmus und fehlender Lebenslust.

Und was hat das nun mit hormoneller Verhütung, wie wir sie kennen, zu tun? Nun, die Einnahme synthetisch hergestellter Sexualhormone hat neben ihrer empfängnisverhütenden Wirkung, wie schon seit einiger Zeit nachgewiesen ist, einen signifikant verringerten Testosteronspiegel im Blut der Anwenderinnen zur Folge. Der Mechanismus ist dabei relativ simpel: Die in den Präparaten enthaltenen synthetischen Gestagene erhöhen die Menge sexualhormonbindenden Globulins (SHBG), was dazu führt, dass 40 bis 60 Prozent der im Blut der Anwenderin vorhandenen Testoide gebunden werden und so für den Organismus nicht mehr verfügbar sind, also an den entsprechenden Rezeptoren nicht mehr andocken können.[15, 16]

Die meisten Wissenschaftler gehen davon aus, dass die oben genannten Nebenwirkungen auf ebendiesen Mangel an verfügbarem Testosteron zurückzuführen sind, wobei sie bei unterschiedlichen Frauen unterschiedlich stark zum Tragen kommen, was vermutlich daran liegt, dass Menschen von vornherein über unterschiedlich hohe Hormonlevel verfügen.

Bei einer groß angelegten Placebo-Studie der Universität Stockholm konnte belegt werden, dass unter der Pille nicht nur die Libido, genauer Begehren, Erregbarkeit und Lustempfinden, sondern, wie zuvor angesprochen, auch das allgemeine Wohlbefinden, die Fähigkeit zur Selbstkontrolle und das Vitalitätsempfinden von Frauen statistisch signifikant beeinträchtigt werden kann.[17, 18]

Die schwedischen Wissenschaftler konnten, im Gegensatz zu anderen Studien, keinen eindeutigen Zusammenhang zwischen diesen Nebenwirkungen und der Menge frei verfügbaren Testosterons feststellen, doch die beobachteten Effekte sind real.[19] Woher rühren sie also? Das schwedische Forscherteam möchte nur mutmaßen. Eine wichtige Rolle, so vermutet man in Stockholm, könnte die Tatsache spielen, dass Progesterone auch Einfluss auf das zentrale Nervensystem nehmen, indem sie dort die Aufnahme des im Volksmund auch als Glückshormon bekannten Serotonins hemmen und die Wirkung des Neurotransmitters y-Aminobuttersäure, der für seine beruhigende Wirkung bekannt ist, verstärken.[20, 21] Höhere Dosen synthetischer Progesterone werden sogar als Sedativa, also als Beruhigungs- und Betäubungsmittel eingesetzt, da sie auch an den besagten y-Aminobuttersäure-Rezeptoren zum Tragen kommen und die Wirkung dieses beruhigenden Neurotransmitters verstärken.[22]

Besonders auch während der Schwangerschaft spielt das in höheren Dosen ausgeschüttete Gelbkörperhormon nicht nur organisch, sondern auch durch seine beruhigende Wirkung auf die Psyche der werdenden Mutter eine durchaus sinnvolle Rolle. Faszinierend, nicht wahr? Je mehr man sich mit diesem ausgeklügelten System auseinandersetzt, umso faszinierender wird es. Dass gezielte Eingriffe in dieses System sich schwierig gestalten, erscheint kaum verwunderlich.

Die Hormone, die in unseren Kontrazeptiva zum Einsatz kommen, schießen also nicht wie gut dressierte kleine Brieftauben direkt in unseren Uterus und übermitteln ihre empfängnisverhütende Botschaft. Sie kommunizieren mit einer Vielzahl von Rezeptoren an den unterschiedlichsten Orten in unserem Körper und können an diesen Stellen Wirkungen entfalten, die so weitreichend sind, dass Mediziner in Studien, wie wir gesehen haben, zwar die entsprechenden Symptome dokumentieren, aber oft noch nicht einmal definitive Aussagen über die Mechanismen, die im Hintergrund wirken, treffen können. Sexualität und Wohlbefinden sind dabei nicht die einzigen Felder, die durch die Östrogen- und Progesterongabe beeinflusst werden. Auch körpereigenes Kortison und Thyroxine, also Schilddrüsenhormone, werden unter der Einnahme der Pille vermehrt gebunden[23], was ein weiteres Feld für potenzielle Nebenwirkungen eröffnet.

Nun könnte man sagen, gut, ich nehme das eine oder andere Präparat ein und sehe, wie es mir damit geht. Falls sich negative Effekte zeigen, kann ich es schließlich einfach wieder absetzen.

Eine Studie der Universität Boston kam in diesem Zusammenhang jedoch bereits im Jahr 2006 zu einem besorgniserregenden Ergebnis: Frauen, die die Pille einmal genommen hatten, wiesen zwar nach deren Absetzung wieder geringere SHGB-Werte, also auch einen höheren Testosteronspiegel auf als während der Einnahme, erreichten jedoch nicht mehr dasselbe Testosteronniveau wie Frauen, die niemals die Pille genommen hatten. Offenbar ist ihr Effekt auf die Menge des frei verfügbaren Testosterons in der weiblichen Blutbahn nicht vollständig wieder rückgängig zu machen.[24]

Vor diesem Hintergrund erscheint es wie eine besonders absurde Form russischen Roulettes, Mädchen bereits im Alter von 14, 15 oder 16 Jahren unmittelbar nach der Menarche[25] die Pille zu verschreiben. Nebenbei bemerkt sprechen sich einschlägige medizinische Behandlungsleitfäden explizit gegen eine so frühe Verordnung aus.[26]

Während erwachsene Frauen die möglichen Verluste im Bereich der Libido, des Wohlbefindens und der eigenen Virilität mutmaßlich halbwegs gut beurteilen und pro und kontra entsprechend abwägen können, befindet sich ein Teenagerkörper und nicht zuletzt auch die Teenagerseele mitten im vorerst größten hormonellen Umbruch seines Lebens: Die Libido ist eine rätselhafte Fremde, während Stimmung, Wohlbefinden und Antrieb quasi minütlich schwanken. So wird in diesem Moment des Erwachsenwerdens, der ja für viele Mädchen auch symbolisch mit der Einnahme der Pille eingeläutet wird, schlichtweg angenommen, dass es sich offenbar genauso anfühlen muss, eine Frau zu sein. Vor dem Hintergrund mangelnder Aufklärung und persönlicher Erfahrung ist das eine durchaus logische, wenn auch beunruhigend falsche Schlussfolgerung.

Der Verhaltenspsychologe Prof. Lobmaier formuliert es in unserem Gespräch folgendermaßen: »Ich möchte keiner Frau sagen, sie solle nicht hormonell verhüten, aber es gibt eben viele Einflüsse, die wir noch nicht kennen, und das allein ist bereits ein Argument, die ganze Sache mit Vorsicht anzugehen. Auch die Langzeiteffekte sind dabei zu berücksichtigen. Wenn Eltern ihre Kinder mit 13 oder 14 Jahren auf die Pille setzen, wissen diese jungen Frauen in dem Moment, wo sie sie absetzen, gar nicht, was ein Zyklus ist, weil sie schlicht noch nie einen hatten.«

# WISSEN IST MACHT

*Die Geschichte der Empfängnisverhütung*

Geschichte wird oftmals rückwärts erzählt. Also ausgehend von ihrem Ende oder dem, was wir für ihr Ende halten. Meistens also von einem willkürlich gesetzten »Heute« aus. Die Geschichte der Empfängnisverhütung ist ein gutes Beispiel für eine solche durch ihr vermeintliches Ende geprägte Geschichtsbetrachtung. Angesichts der globalen Verfügbarkeit hormoneller Verhütungsmethoden ergibt sich im Rückblick ein Trugschluss, der lautet, dass Frauen noch zur Jahrhundertwende andauernd schwanger waren, weil ihnen keine Antibabypille zur Verfügung stand. Frauen, insbesondere jene mit geringer Bildung und finanziellen Mitteln, waren oftmals tatsächlich »ständig« schwanger, das hatte allerdings weniger mit dem Fehlen der Pille zu tun, als man heute denken möchte.

Werfen wir also einen kurzen Blick auf die Geschichte der Empfängnisverhütung. Seit Menschengedenken beschäftigen sich Menschen ebenso leidenschaftlich mit Methoden zur Herbeiführung wie mit der Verhütung von Schwangerschaften.

Man unterscheidet in der Regel drei Grundansätze: mechanische Barrieremethoden wie das Kondom oder das Diaphragma, orale Methoden, die Einfluss auf die Keimzellen oder den weiblichen Zyklus nehmen, wobei es sich heute vor allen Dingen um hormonelle Präparate handelt, oder auch lokal angewendete spermizide Substanzen, die heute in Form von Gelen oder Zäpfchen vertrieben werden und direkt in die Vagina eingebracht werden.

So lassen sich bereits in einer altägyptischen medizinischen Sammelschrift, dem *Papyrus Ebers,* Anleitungen zur Verhütung von Schwangerschaften finden. Der Papyrus schreibt beispielsweise zerriebenem und in die Vagina eingebrachtem Krokodilkot eine empfängnisverhütende Wirkung zu.[1] Diese und auch viele andere der dort vorgeschlagenen Methoden möchte heute natürlich niemand mehr ausprobieren. Ihre Wirksamkeit zu bewerten, ist daher schwierig bis müßig.

Dennoch, so behaupten Historiker, muss schon vor Jahrhunderten eine durchaus erfolgreiche Empfängnisverhütung praktiziert worden sein, da historische Dokumente belegen, dass Familien mit mehr als drei Kindern beispielsweise im Römischen Reich als ungewöhnlich galten.[2] Diese Verhütungserfolge verdankte man zu einem gewissen Teil sicherlich konsequent praktizierter Enthaltsamkeit, doch neben Absurditäten wie Krokodilkot gab es in der antiken Fachliteratur noch mehr als 400 weitere Rezepte zur Verhütung einer Schwangerschaft. Einigen dieser Mittel wollen auch heutige Medizinhistoriker ihre Wirkung nicht absprechen.[3]

Ein Blick auf historische Dokumente aus dem Mittelalter zeigt, dass diese Epoche zum Thema Schwangerschaftsverhütung nicht viele Verbesserungen brachte. Im Gegenteil. Mangelndes Wissen um den weiblichen Zyklus und Befruchtung, dazu extrem repressive Gesetze gegen jede Form der Empfängnisverhütung oder Abtreibung, ja, gegen jedes laut ausgesprochene Wort zu solchen Themen machten es den Menschen, insbesondere unteren Schichten, weitgehend unmöglich, zuverlässige Methoden zu erlernen oder zu praktizieren. Trotzdem machten natürlich Kräutertränke oder auch in die Vagina einzubringende keimtötende Extrakte die Runde. Frauen gaben diese Informationen untereinander weiter, oftmals wurden sie aber auch von Hebammen oder geschickt verborgen in den Reimen von Kinderliedern verbreitet.[4]

Viele dieser Verfahren, das wissen wir heute, waren keineswegs im eigentlichen Sinne präventiv. Das sogenannte »Stocken des Blutes«, also das Ausbleiben der Menstruation, stellte im damaligen Verständnis der Dinge keine Schwangerschaft dar. Die Einnahme von Mitteln, die »das Blut wieder in Gang« brachten, sind im Nachhinein also eher als Abtreibungen denn als Prävention zu betrachten.[5] Nichtsdestotrotz waren unter diesen Kräutern einige, die heute noch als keimtötend gelten und in der Schwangerschaft zu meiden sind.

Eine Reihe dieser durchaus wirksamen Kräuter und Essenzen decken sich mit jenen, die wir bereits in antiken Schriften finden.[6] Neben den chemischen Verfahren spielte auch der Coitus interruptus zu allen Zeiten eine Rolle. Er ist, wie wir heute wissen, eine ausgesprochen unzuverlässige Methode, macht aber das Zustandekommen einer Schwangerschaft immerhin sehr viel unwahrscheinlicher.[7, 8]

Ab dem 19. Jahrhundert zählt er zu den verbreitetsten Verhütungsmethoden, das zeigt sich dann um 1870 auch an sinkenden Geburtzahlen in weiten Teilen Westeuropas.[9] Dabei finden sich schon in der Bibel eindeutige Hinweise auf diese Praxis. Die Geschichte Onans, bei der wir heute vor allen Dingen an Onanie, also Selbstbefriedigung, denken, warnte in erster Linie vor dem Coitus interruptus, also vor dem Vergnügen am Sex ohne entsprechende Konsequenzen, der dann natürlich auch die Masturbation mit einschließt.[10]

Auch in Gerichtsprotokollen aus dem Mittelalter tauchen Referenzen zu dieser Praxis auf, die damals noch mit empfindlichen Strafen belegt war. Mit dem Zeitalter der Aufklärung lockerte sich der Zugriff der Kirche auf Sitte und Moral, Gefängnis- und Todesstrafen für Verhütung und Abtreibung gehörten immer mehr der Vergangenheit an. So scheinen dann im 19. Jahrhundert, trotz großer Missbilligung religiöser Instanzen, immer mehr Paare den Mut zur Familienplanung aufgebracht zu haben.

Auch einige progressive Ärzte sprachen sich dafür aus, obwohl das Gros der Mediziner dem Thema Empfängnisverhütung noch immer sehr negativ gegenüberstand.[11] Um die Sicherheit des Coitus interruptus zu erhöhen, empfahlen diese progressiven Ärzte, im Anschluss an den Verkehr Scheidenspülungen mit Wasser oder auch Essiglösungen anzuwenden, die spermizid wirken sollten.[12] Unromantisch, aber nicht ohne Wirkung.

Die erste mehr oder weniger wirksame Barrieremethode, die sich Menschen im Zusammenhang mit der Empfängnisverhütung erschlossen haben, war das Pessar, was bereits in der Antike in Form von mit spermizid wirkenden Substanzen getränkter Tücher zum Einsatz kam.[13] Der Vorläufer des Diaphragmas, wie wir es heute kennen, wurde 1881 von Wilhelm Mensinga entwickelt, und zwar, um »*der schutzlosen Frau eine Wehr in die Hand zu drücken gegen die Brutalität des Mannes*«, wie er es selbst formulierte. So sollten Frauen in der Lage sein, sich auch beim erzwungenen ehelichen Verkehr vor einer Schwangerschaft zu schützen.[14]

Die erste Erwähnung des Kondoms, der zweiten wichtigen Barrieremethode, die wir bis heute kennen, findet sich im 16. Jahrhundert. Bis ins 18. Jahrhundert galt es vor allen Dingen als Schutz vor sexuell übertragbaren Krankheiten, namentlich der gefürchteten Syphilis, aber auch über seine darüber hinaus gehenden Vorteile wurde schon gemunkelt.

Casanova soll Kondome verwendet haben, und bereits der Marquis de Sade preist ihre empfängnisverhütende Wirkung.[15] Doch ob sie nun, wie anfangs, aus Leinen, Tierdarm, Kautschuk oder wie heute aus Latex hergestellt werden, die katholische Kirche nahm zu allen Zeiten Anstoß an ihrer Verwendung und versuchte ihrer Verbreitung im Weg zu stehen.

Nicht nur die Mittel zur Verhütung an sich waren der Kirche ein Dorn im Auge. Auch die an ein größeres Publikum gerichtete Aufklärungsliteratur, die erst ab dem 19. Jahrhundert im größeren Stil in Umlauf kommt, ist nicht gern gesehen. Ehe- und Gesundheitsratgeber unterweisen die Menschen mehr oder weniger kompetent in Verhütungsfragen.

*Der Bilz*, ein zunächst im Selbstverlag herausgebrachter Ratgeber, der später zum Bestseller wurde und eine Vielzahl komplexer medizinischer Zusammenhänge auf verständliche Art und Weise aufbereitete, war bereits im Jahr 1900 ziemlich *up to date*, was die sichersten Verhütungsmethoden betraf, er empfahl Mensingas Pessar oder die Verwendung eines Kondoms. Weil es sich beim Kondom jedoch bis in die fünfziger Jahre um einen sogenannten »Flüsterartikel« handelte, war die Beschaffung dieses wirksamen Verhütungsmittels durchaus mit einiger Überwindung verbunden, und viele Menschen griffen stattdessen zu unsicheren Methoden.[16]

Während es im angelsächsischen Raum bereits in der zweiten Hälfte des 19. Jahrhunderts Gesetze gegen die Verbreitung solcher Schriften sowie Werbung für Verhütungsmittel gab[17], kam es in Deutschland erst im Jahr 1900 zu einer Ausweitung der Zensur. Ein neues Gesetz, die sogenannte »Lex Heinze«, eröffnete den Gerichten die Möglichkeit, effizient gegen den Vertrieb »unsittlicher Schriften« vorzugehen, indem es ihnen erlaubte, auch Autoren und Verleger zu belangen.[18]

Kommen wir zur wahrscheinlich berühmtesten Figur des Kampfes um körperliche Selbstbestimmung und Integrität der Frauen – Margaret Sanger, amerikanische Krankenschwester und Frauenrechtlerin, die im Jahr 1916 die erste Geburtenkontrollklinik der Vereinigten Staaten eröffnet.[19]

Die Klinik befindet sich damals in Brooklyn, niemand ahnt, dass dieses Viertel eines Tages zur Welthochburg der Kreativen und Hipster werden wird, denn Brooklyn ist zu dieser Zeit vor allen Dingen von armen Arbeiterfamilien bevölkert. Familien, für die ein weiteres Kind nicht nur Hunger und Elend, sondern auch eine Gefahr für die Gesundheit der Mutter bedeutet.

Viele der Frauen aus diesen Verhältnissen sind damals mehr oder weniger permanent schwanger, und nicht wenige von ihnen sind so verzweifelt, dass sie Gesundheit und Leben aufs Spiel setzen, indem sie sich sogenannten *Engelmacherinnen* anvertrauen, Frauen, die illegale Abtreibungen vollziehen. Diejenigen, die sich die Engelmacherin nicht leisten können, martern die schwangeren Körper mit heißen Sitzbädern, giftigen Kräutertees und spitzen Instrumenten, die sie sich nicht selten selbst in die Gebärmutter einführen.

Die hygienische Fahrlässigkeit und der Dilettantismus, den selbst die Engelmacherinnen an den Tag legen, kosten unzählige Frauen das Leben.[20]

Neben der beratenden Tätigkeit in ihrer Klinik, die von den Behörden immer wieder geschlossen wird, engagiert sich Sanger auch auf anderen Wegen für eine überregionale Verbreitung ihres Wissens über Verhütung, ihr *Birth Control Review* verhilft dem Begriff Geburtenkontrolle zu seiner heutigen Geläufigkeit. Das Magazin sollte Frauen über die aktuell verfügbaren Möglichkeiten wie Pessar, Kondom, Scheidenspülungen etc. auf dem Laufenden halten und sie durch engagierte Artikel und Karikaturen auch in der Überzeugung bestärken, dass jede Frau ein Anrecht auf körperliche Selbstbestimmung hat.

Diese Überzeugung bringt Margaret Sanger schließlich 1950 dazu, den Biologen Gregory Pincus zum Abendessen einzuladen. Der forschte, basierend auf seiner Erkenntnis, dass eine erhöhte Progesteron-Konzentration im Körper einer Frau die Ovulation unterbinden kann, bereits seit einigen Jahren an der Entwicklung eines hormonellen Kontrazeptivums. Bei diesem Essen sichert Margaret Sanger ihm ihre Unterstützung auf der Suche nach dem »perfekten Verhütungsmittel« zu.

Schon bald stellt sie ihm auch Katharine McCormick vor, eine millionenschwere Frauenrechtlerin und Biologin, die sich willens zeigt, klinische Studien zu unterstützen, zu deren Finanzierung Pincus' bisheriger Sponsor, das Pharmaunternehmen G. D. Searle, aus verschiedenen Gründen nicht bereit gewesen war.[21]

So investiert Katharine McCormick in den folgenden Jahren die stolze Summe von insgesamt zwei Millionen Dollar, heute entspräche das in etwa 20 Millionen, in die Entwicklung der Antibabypille. Ohne sie hätte Pincus sein Vorhaben nicht verwirklichen können.[22] Die so finanzierten Studien an Frauen in Puerto Rico sowie in psychiatrischen Anstalten in den USA – aus heutiger Sicht unverantwortlich im Hinblick auf die Menschenwürde der an den Studien beteiligten Frauen[23] – bilden schließlich das Fundament für die Genehmigung der ersten amerikanischen Antibabypille namens Enovid, die im August 1960 auf den Markt kommt. Das deutsche Pendant Anovlar, was so viel heißt wie »kein Eisprung«, steht deutschen Frauen ein Jahr später zur Verfügung. Beide gehen vor allen Dingen aufgrund der extrem hohen Hormondosierung mit erheblichen Risiken und Nebenwirkungen für die Anwenderinnen einher, die sich erst mit der Verringerung der Östrogendosis etwas mildern lassen.

Seither hat es einige Weiterentwicklungen der Antibabypille gegeben, bei denen die maßgebliche »Innovation« jeweils in der Entwicklung eines neuen, vermeintlich verträglicheren, vor allen Dingen aufgrund seiner Nebenwirkungen auf das äußere Erscheinungsbild der Anwenderin besser zu vermarktenden Gestagens besteht.[24] Vier Generationen der Pille gibt es mittlerweile, doch der Grundmechanismus mit allen bereits beschriebenen Risiken ist dabei stets der Gleiche geblieben.[25] Tatsächlich sind die Gestagene der dritten und vierten Generation, wie wir heute wissen, nachweislich mit höheren Thrombose- und Embolierisiken verbunden, als jene der ersten und zweiten Generation.[26]

Wenn wir also von den absurden Blüten wie Krokodilskot absehen, hat sich die Menschheit seit biblischen Zeiten auch vor der Erfindung der Antibabypille einige durchaus taugliche Methoden zur Empfängnisverhütung erschlossen und diese auch in vielen Fällen und zu allen Zeiten erfolgreich zur Anwendung gebracht.

Wie also konnte es passieren, dass die Frauen zu Sangers Zeit in den USA wie auch in Europa sie in all ihrer Not nicht anwendeten? Nun, hinter Margaret Sangers *Birth Control Review* stand eine wichtige Erkenntnis – was auf dieser Welt fehlte, waren nicht in erster Linie die Methoden zur Kontrazeption, vielmehr fehlte in den prüden, repressiven und frauenfeindlichen westlichen Gesellschaften der damaligen Zeit mehr als alles andere das Wissen und der Dialog, der von der Kirche und anderen Institutionen aktiv unterbunden wurde.

Nachdem Sanger sich beispielsweise jahrzehntelang sehr für die Verbreitung des Diaphragmas engagiert hatte, musste sie feststellen, dass es von vielen Frauen nicht gut angenommen wurde, weil diese die Auseinandersetzung mit dem Arzt scheuten, da das Einsetzen des Diaphragmas zunächst erklärt und geübt werden musste. Wie sich das in einer gynäkologischen Praxis der prüden fünfziger Jahre bei mehrheitlich männlichen Doktoren angefühlt haben muss, kann man sich gut vorstellen.

Wenn es also eine Erkenntnis gibt, die im Kontext unterschiedlicher Macht- und Herrschaftssysteme die gesamte Menschheitsgeschichte durchzieht, dann ist es ganz sicher diese: WISSEN IST MACHT. Schon immer war es im Sinne der herrschenden Institutionen, das Wissen der Menschen, die sie zu beherrschen gedachten, klein zu halten, ja, sogar seine Verbreitung unter Strafe zu stellen.

Frauen wie Margaret Sanger haben sich gegen damals geltendes Recht und unter Inkaufnahme von Geld- und Gefängnisstrafen dafür eingesetzt, eben diesen Kreislauf zu durchbrechen.[27] Dass die Vollendung ihrer Lebensaufgabe darin bestand, die Antibabypille mit auf den Weg zu bringen, ändert nichts an der viel zentraleren Überzeugung, die sie im Leben antrieb: Frauen sollten im Angesicht aller Möglichkeiten und unter Berücksichtigung aller verfügbaren Informationen über den eigenen Körper bestimmen dürfen.[28]

So hat sie nicht nur aktiven Einfluss auf die Entwicklung der Antibabypille genommen, sondern auch den Weg dafür bereitet, dass Medien, Frauen und Ärzte heute so vergleichsweise offen über Schwangerschaft, Verhütung und Fruchtbarkeit reden können, indem sie repressive Diskurse unterminiert und lebensgefährliche Tabus aus der Welt geräumt hat.

Die Öffnung des öffentlichen Diskurses durch Wissenschaftler wie Alfred Kinsey, die Sex und auch das Vergnügen daran zu etwas Natürlichem erklärten und so zum Teil einer kontroversen öffentlichen und medialen Debatte machten, und die so eingeleitete sexuelle Revolution der sechziger Jahre[29] tat ihr Übriges, um uns an den Punkt zu bringen, an dem wir uns heute befinden. So haben wir die sexuelle Revolution keinesfalls in erster Linie der Antibabypille zu verdanken.[30] Sie dürfte den Umgang mit der Verhütung höchstens einfacher gemacht haben, weil die Kommunikation über Verhütung auf das diskrete Gespräch mit dem Frauenarzt reduziert werden konnte. Aufklärung wurde so quasi im selben Moment obsolet, in dem sie theoretisch möglich gewesen wäre.

Für die sexuelle Befreiung sind wir also, auch in Deutschland, einen weiten und konfliktreichen Weg gegangen, wenn man bedenkt, dass selbst Kondomautomaten Ende der fünfziger Jahre per Gesetz verboten waren[31]. Wissen über Verhütungsmittel und der Zugang zu ihnen war auch zu dieser Zeit noch streng reglementiert, der Weg zur Verhinderung einer Schwangerschaft also mit expliziten wie impliziten Restriktionen gepflastert. Dazu gehörte namentlich das sogenannte *Gesetz über die Verbreitung jugendgefährdender Schriften* von 1949, was an das *Schmutz und Schund Gesetz* der Weimarer Republik anknüpfte und erhebliche Eingriffe in die Pressefreiheit nach sich zog. Erotische Inhalte waren in diesem Kontext ebenso im Visier des Gesetzgebers wie Werbung für Verhütungs- und Erotikartikel.[32]

Allein das Kondomautomatenverbot stellte eine nicht unerhebliche Hürde auf dem Weg zur sicheren Verhütung dar. Wer an ein Präservativ gelangen wollte, musste erst einem Apotheker gegenübertreten, und wer in seinem Leben schon einmal nachts zur Apotheke oder zur Tankstelle gerannt ist, um am kleinen Fensterchen Kondome zu erstehen, weiß, wie seltsam sich das auch in aufgeklärteren Zeiten anfühlen kann. Zumindest an Wissen fehlt es uns jedoch nicht mehr. Oder etwa doch?

Was wissen wir eigentlich? Also, was wissen beispielsweise Teenager oder Frauen, die bereits seit Jahrzehnten die Pille nehmen, über den weiblichen Zyklus, den Wirkmechanismus, die Risiken und Nebenwirkungen der Pille? Nicht besonders viel, wie ich zumindest in meinen Gesprächen mit Frauen jeden Alters feststellen musste. Ein Bild vom weiblichen Zyklus hatten sie mehrheitlich nicht.

Haben wir den Zenit des Wissens um unsere Körper bereits überschritten und befinden uns in einem Zeitalter der neuen Abhängigkeit von übergeordneten Instanzen? Bloß dass es nicht mehr die Kirche, der Richter, der Vater oder der Ehemann ist, die definieren, welcher Grad von Selbstbestimmung über den eigenen Körper, welches Wissen um sein Funktionieren uns zusteht?

Zweimal im Jahr bestellt uns der Gynäkologe / die Gynäkologin in seine / ihre Praxis, dann gibt es den PAP-Abstrich und die allgemeine Kontrolluntersuchung, Augen zu und durch, das gehört dazu, ist auch irgendwann nicht mehr peinlich, und mehr als zehn Minuten bleiben nach meiner Erfahrung selten für alles zusammen. Danach wird je nach Bedarf noch ein Verhütungsrezept ausgestellt. Eine angemessene Beratung über Risiken und Nebenwirkungen bleibt dabei oftmals aus.

Ein Test der Verbraucherzentrale Hamburg in Kooperation mit dem ZDF-Magazin *Frontal21* ergab, dass die Beratung in drei Viertel der Fälle mit der Note 4 oder 5 zu bewerten war. Bei diesen Ärzten war sowohl die Beratung zu den Risiken als auch die Aufklärung über weniger risikoreiche Methoden unzureichend.[33]

Bei einer ähnlichen Aktion des *Stern* bekam die Testperson das Präparat in zwei Fällen, ohne überhaupt das Sprechzimmer betreten zu haben. Vier von sechs Beratungen wurden als mangelhaft eingestuft.[34]

Für etwa 20 Prozent der Mädchen gehört das besagte Rezept schon im Alter von 15 Jahren dazu, bei den 17-Jährigen bekommen es bereits mehr als die Hälfte. Bei den 19-Jährigen sind es um die 70 Prozent.[35] Und schon muss frau sich keine Gedanken mehr machen und vor allen Dingen auch keine peinlichen Gespräche mit dem Boyfriend führen. Die »Peinlichkeit« ist ausgestanden, sobald sich die Tür des Sprechzimmers beim Arzt geschlossen hat. Denn so offen unsere Gesellschaft beim Thema Sex auch geworden sein mag, natürlich haben wir noch Scham, wenn es um unsere ganz individuelle Sexualität geht, jede/r von uns, ganz besonders junge Frauen, auch das stellte ich im persönlichen Gespräch immer wieder fest. Daran ändern weder YouPorn noch die Sextutorials in den Frauenzeitschriften, die wir an jedem Kiosk finden, etwas.

Das Gespräch im Bett zwischen zwei echten Menschen kostet Überwindung, und wie so viele Dinge, die Überwindung kosten, ziehen wir es vor, es von vornherein zu umgehen, die biotechnischen Möglichkeiten dazu sind verfügbar. Die Pille erspart uns solche Gespräche, sie ist wirksam und vergleichsweise unkompliziert in der Anwendung, wobei ein Blick auf Studien zum Thema Teenagerschwangerschaften zeigt, dass diese Schwangerschaften nicht selten auf Anwendungsfehler bei der Pille zurückzuführen sind.

Das Problem heute: Wissen um den weiblichen Zyklus ist fast gar nicht mehr vorhanden, viele junge Frauen haben allenfalls eine grobe Vorstellung der allgemeinen Mechanismen aus dem Biologie- oder Sexualkundeunterricht, in dessen Rahmen die notwendige intime Auseinandersetzung mit diesen Themen eigentlich gar nicht stattfinden kann.

So bleibt der eigene Uterus ein Rätsel, während alle verfügbaren Medien den Mythos der nahezu hundertprozentigen Sicherheit durch die Pille verbreiten. Alle anderen Verhütungsmittel sind demnach zu vernachlässigen, und wenn wir von Verhütung reden, dann meinen wir eigentlich die Pille oder andere Formen der hormonellen Kontrazeption.

Das Kondom braucht man, wenn überhaupt, nur für den One-Night-Stand, und ein Diaphragma ist irgendein ekliges Gummiding, was irgendwo im Wäscheschrank unserer Mütter und Großmütter verstaubt. Die Kupferspirale, so vermuten die meisten zu Unrecht, sei nur etwas für Frauen, die bereits ein Kind geboren haben.

Nun ist es nicht mehr so, dass die Informationen über geeignete Alternativen und ihr Pro und Kontra uns vom Gesetzgeber vorenthalten würden. Für die Verbreitung von Informationen kommt niemand mehr auf die Anklagebank, vielmehr gehen vor allen Dingen im Internet ausgewogene Informationsquellen im Ozean der kommerziell motivierten oder schlicht und einfach schlecht informierten Webseiten unter.

Eine ausführliche Beratung zum Thema hormonelle und nicht hormonelle Verhütungsmethoden findet dann leider, wie die oben zitierten Tests und auch meine persönliche Erfahrung zeigen, nicht einmal beim Frauenarzt statt. Da heißt es in der Regel, Pille ja oder nein, und in vielen Fällen ist es auch noch ein Präparat der vierten Generation »Weil das sicher und gut verträglich ist und auch noch schöne Haut macht«.

Was am Ende hängen bleibt, ist kein Wissen, sondern ein von der Pharmaindustrie über Jahrzehnte bei Patientinnen, den Medien und nicht zuletzt auch bei den Ärzten sorgfältig platziertes Vorurteil: Mit der Pille ist man geschützt, ohne die Pille wird man schwanger. Wie ist es der Pharmaindustrie nur gelungen, es zu etablieren?

# WILLKOMMEN IM KAPITALISMUS

*Die fließenden Übergänge zwischen Information und
Marketing, wenn es um unsere Gesundheit geht*

Die Einführung der Antibabypille in Deutschland war alles
andere als spektakulär. Schering, der Hersteller von Anovlar,
setzte in der Kommunikation auf seine Wirksamkeit gegen
Menstruationsbeschwerden. Auf die ovulationshemmende
und damit empfängnisverhütende Wirkung wurde zwar im
Beipackzettel hingewiesen, allerdings als »nur« als »Nebenwirkung«.[1]

Warum? Nun, die deutsche Gesellschaft war weit davon
entfernt, Frauen Rechte oder auch nur Wissen einräumen
zu wollen, wenn es um ihre Sexualität ging. Sie war tatsächlich wesentlich weniger bereit für die Antibabypille, als man
es in Amerika war, wo sie quasi sofort ein Hit wurde und
bereits innerhalb von vier Jahren 2,3 Millionen Anwenderinnen fand.[2] Eine ganze Reihe von deutschen Ärzten sprachen
sich noch bis in die siebziger Jahre aus »moralischen Gründen« gegen die Pille aus.[3]

Der Pharmaindustrie lag es am Herzen, der prüden Gesellschaft die chemische Empfängnisverhütung ganz langsam schmackhaft zu machen, so wie man den Frosch ins kalte Wasser legt, um ihn zu kochen, und erst dann die Herdplatte einschaltet.

So war es den Verantwortlichen dann auch gar nicht recht, dass der *Stern* bereits drei Wochen nach Markteinführung der Pille über die schwangerschaftsverhütende Wirkung berichtete, man fürchtete, konservative Ärzte und Politiker zu verprellen. Ihr Siegeszug sollte sich entsprechend noch einige Jahre hinziehen. Zu Beginn wurde sie vor allen Dingen verheirateten Frauen verschrieben, man sorgte sich, sie könne die Sexualmoral junger Frauen unterminieren.[4]

Dennoch, im Laufe der Jahre kam die Pille in der breiten Masse an und mit ihr die Nebenwirkungen des Wundermittels. Bereits in den frühen sechziger Jahren verbreitete sich die Sorge, die Pille könne für Thrombosen und Embolien verantwortlich sein, denn solche Vorfälle begannen sich unter den Anwenderinnen zu häufen.[5]

Die Pharmaindustrie bestritt jeglichen Zusammenhang zwischen den Vorfällen und der Einnahme ihrer Präparate, dennoch reagierte man beispielsweise in Norwegen mit einem temporären Verbot der Pille.[6] Entsprechende Studien konnten die Befürchtungen damals noch nicht belegen.[7] Heute ist der Zusammenhang mit den in der Pille enthaltenen Sexualhormonen klar nachgewiesen. Dennoch reagierten die Hersteller schon damals und reduzierten die Dosis des in der Pille enthaltenen Östrogens, was einen Rückgang der zum Teil tödlichen Vorkommnisse zur Folge hatte.[8]

Was andere Nebenwirkungen wie Kopfschmerzen, Übelkeit und Gewichtszunahme anging, waren sich Pharmaindustrie und Ärzte in der Regel einig, dass diese Effekte der Imagination des schwachen Geschlechts entsprangen. Schon Gregory Pincus verwarf die Beschwerden von 17 Prozent der Studienteilnehmerinnen in Puerto Rico, die über Kopf- und Bauchschmerzen, Übelkeit und Erbrechen klagten. Diese Beschwerden, so Pincus, seien ganz sicher nicht auf das Präparat zurückzuführen, sondern psychosomatisch, reine Suggestion.[9]

Obwohl heute eine Vielzahl von Nebenwirkungen im Zusammenhang mit der Pille bekannt sind, kommt es noch immer vor, dass Frauenärzte die Beschwerden ihrer Patientinnen als Einbildung abtun oder kleinreden. So haben die Erkenntnisse über diese Nebenwirkungen bislang weder zu einem echten Rückgang der Verordnungen noch zu einer signifikanten Verbesserung der Produkte geführt. Wie kommt es dann aber zur anhaltend positiven Haltung deutscher Frauen und Ärzte gegenüber der Pille? Beginnen wir mit den Ärzten.

Korruption, wie man sie aus dem Kino oder aus der Sensationspresse kennt, ist in Deutschland in den letzten zwanzig Jahren immer seltener geworden. Der sprichwörtliche Koffer voller Geld oder die »Lustreise« spielen bei der Beeinflussung von Ärzten eine immer geringere Rolle. Vielmehr sind die

Pharmafirmen, so bestätigt es mir auch die Gesundheitswissenschaftlerin Frau Prof. Ingrid Mühlhauser, zum vollkommen selbstverständlichen Teil unseres Gesundheitssystems geworden.

Tatsächlich wird ein Großteil der gesetzlich vorgeschriebenen Fortbildungen für Ärzte von Pharmafirmen organisiert. Auch die medizinischen Behandlungsleitlinien, die zum Standardinventar in den Praxen von Ärzten aller Fachrichtungen gehören und sowohl Krankheitsbilder beschreiben als auch Präparate empfehlen, werden nicht etwa ausschließlich von unabhängigen Autoren geschrieben. Die meisten Leitlinienschreiber haben Verbindungen zur Pharmaindustrie, einige sind sogar direkt dort angestellt.[10] Nichts von alledem geschieht explizit heimlich, und trotzdem haben die meisten Menschen in Deutschland keine Ahnung von den Verstrickungen.

Als junge Frau gehe ich also zum Frauenarzt und erwarte von meinem Arzt / meiner Ärztin eine objektive Abwägung von Risiken und Nebenwirkungen, im besten Fall ein defensives Verhalten, wenn es darum geht, Arzneimittel in Fällen zu verschreiben, wo es auch ohne geht. Man würde sich wünschen, dass Produkte, die das körperliche Wohl der Konsumentinnen und Konsumenten betreffen, frei von finanziellen Interessen und Risiken wären. Das ist ganz offensichtlich nicht der Fall. Oder wie Frau Prof. Ingrid Mühlhauser von der Uni Hamburg es formuliert: »Unser Medizinsystem ist vorrangig ein Wirtschaftssystem, es geht nicht immer vorrangig um den Patienten, das muss man einfach so sehen.«

Gut, mag man sich jetzt denken, dann informiere ich mich halt anderweitig. Die Medien sind voller Berichte über das Für und Wider von Pille und anderen medizinischen Präparaten, über neue wissenschaftliche Entwicklungen, ihre Risiken und Mehrwerte. Sobald man einen Blick hinter die Kulissen der Berichterstattung wirft, wird die Unabhängigkeit der vierten Gewalt jedoch ebenfalls in Zweifel gezogen. Berichte in Illustrierten, in Frauenzeitschriften, ja selbst in den Wissensressorts großer deutscher Zeitungen sind mitunter mit Vorsicht zu genießen, da die Pharmafirmen die Medien schon längst als Kanal für die Platzierung ihrer einseitigen Botschaften entdeckt haben. So engagieren sie Presseagenturen, die es sich auf die Fahnen geschrieben haben, vermeintliche Krankheitsbilder und die dazugehörigen Präparate in den Medien zu platzieren.

Heikel wird es da, wo die entsprechenden Agenturen Kontakte zu Redaktionen knüpfen und einseitige, teilweise bereits vom entsprechenden Anbieter verfasste Artikel an die Leser bringen. Zwischen 8000 und 30 000 Euro lassen sich die Firmen solche Artikel kosten.[11] Die Medien sind das Herzstück jeder Kampagne der Pharmafirmen, die so versuchen, das sogenannte Heilmittelwerbegesetz zu umgehen und manipulative Werbung direkt am Patienten zu platzieren.

Anders als in den USA darf in Deutschland nach diesem Gesetz für verschreibungspflichtige Medikamente keine an die Patientin gerichtete Werbung geschaltet werden.[12] Bestrebungen der Pharmaindustrie, dieses Werbeverbot aufzuweichen, laufen bereits seit Jahren.[13]

Um ihre Präparate dennoch ins Bewusstsein der Patientinnen zu bringen und diese dazu zu bewegen, ihren Arzt mit expliziten Arzneimittelwünschen zu konfrontieren, lassen sich die Unternehmen einiges mehr einfallen. Die öffentlichkeitswirksame Kampagne für die Einführung der sogenannten »Pille mit Herz« im Jahr 2006, im Zuge derer der Hersteller sogar eine Anzeige auf der Titelseite der *Bild*-Zeitung schaltete, ist ein gutes Beispiel für diese Art von Marketing.[14] Die »Pille mit Herz« hat natürlich einen anderen Handelsnamen, alles andere wäre ja verboten. Es handelt sich um die Aida, deren Gestagen-Komponente Drospirenon in der Zwischenzeit als ganz besonders risikoreich im Zusammenhang mit Thrombosen und Embolien eingestuft wird.[15]

Auf der Internetseite, die für dieses Präparat erstellt wurde, hieß es unter anderem, es handele sich um *»eine sanfte, sichere Pille für junge Mädchen und Frauen«* mit *»positiven Auswirkungen auf Haut, Haare und Figur«*.[16] Alle entsprechenden Broschüren, die auch den Ärzten ausgehändigt wurden, waren mit dem Untertitel »Pille mit Herz« versehen, sodass diese sofort wussten, nach welcher Pille die Konsumentin da fragte.

So werden Begehrlichkeiten bei der Patientin geschürt, die dann auch unmittelbar mit eben diesem Produkt verknüpft sind. Das Arznei-Telegramm, eine pharmakritische Institution, spricht im Zusammenhang mit dieser Kampagne von einem bewussten Verstoß der Industrie gegen das Heilmittel-werbegesetz.[17]

Wer sich nun sagt, fein, dann eigne ich mir das notwendige Wissen eben online an, dem sei gesagt, dass auch im Internet nur diejenige zuverlässige Informationsquellen findet, die sich bis ins Impressum der entsprechenden Webseiten durchklickt, denn nicht wenige der Google-Ergebnisse rund um Fragen zur Pille sind von Herstellern in Auftrag gegeben[18], die ihre Verkaufsabsichten geschickt verschleiern, indem sie einen Anschein von Objektivität vermitteln.

Dabei geht es oftmals nicht einmal zwingend um bestimmte Präparate, sondern auch darum, die allgemeine Akzeptanz hormoneller Verhütungsmittel weiterhin zu stärken. Wer es bis zum Impressum geschafft hat, ist aber unter Umständen noch immer nicht beim eigentlichen Auftraggeber der Seiten angekommen, oftmals findet sich dort erst einmal der Kontakt zur entsprechenden Marketingagentur.[19]

Manchmal stößt man auf Seiten, die gar kein Impressum haben, das ist in Deutschland zwar illegal, kommt aber immer wieder vor. Ein Beispiel, auf das ich bei meiner Recherche gestoßen bin, ist www.antibabypillevergleich.com. Hier wird unter anderem DokterOnline beworben, als eine »diskrete Möglichkeit«, die Pille auch ohne Rezept vom niedergelassenen Arzt zu bekommen.

Wenig überraschend ist dann die Tatsache, dass die Whois-Domainrecherche, die ich anstellte, über einen Umweg zu dokteronline.com führt. Hier verbirgt sich also eine

Online-Apotheke hinter der Webseite, nicht direkt die Pharmaindustrie, obwohl diese natürlich ihre Produkte auch von diesen unseriösen Online-Apotheken vermarkten lässt. Ein verworrenes Netz unterschiedlichster Interessen.

Zurück zu den Seiten der Pharmafirmen. Sie sind, wie auch der *Pillenreport* der Techniker Krankenkasse aus dem Jahr 2015 feststellt, in ihrer Optik und ihrem Tonfall ganz explizit auf ein jugendliches Publikum zugeschnitten, das mit den dort angebotenen Informationen gezielt manipuliert wird. Andere Methoden oder die Notwendigkeit, sich beim Geschlechtsverkehr auch vor sexuell übertragbaren Krankheiten zu schützen, finden sich am untersten Ende der Seiten, zunächst wird über die Effekte auf die weibliche Schönheit und die allgemein gute Verträglichkeit gesprochen.

Die Informationen über die Sicherheit anderer Methoden werden teilweise grotesk verzerrt dargestellt. Im Allgemeinen wird die Sicherheit mit dem sogenannten Pearl-Index angegeben. Der Pearl-Index geht zurück auf den amerikanischen Biologen Raymond Pearl. Er gibt an, wie viele Frauen, die ein Jahr lang mit einer bestimmten Methode verhüten, im Laufe dieses Jahres schwanger werden. Unterschiedliche Pearl-Indizes für dasselbe Verhütungsmittel können sich daraus ergeben, dass man entweder die Methodensicherheit betrachtet, also die Wirksamkeit der Methode bei fehlerloser Anwendung, oder die Gebrauchssicherheit, auch bekannt als *typical use*, die Anwendungsfehler und andere Komplikationen miteinbezieht. Grundsätzlich sind die Pearl-Index-

Angaben also nicht als definitive Aussagen zu verstehen, sie können aber eine Orientierung über die Sicherheit von Verhütungsmitteln geben.[20] So gibt Pro Familia die Sicherheit von Kondomen mit einem Pearl-Index von 2–12 an, bei der Jenapharm wird daraus ein Pearl-Index von 18. Darüber hinaus wird das jugendliche Publikum mit den Lifestyle-Aspekten der Pille im Allgemeinen und bestimmten Präparaten im Besonderen angefüttert: Schöne Haut, schöne Haare, keinerlei Gewichtszunahme und vieles mehr wird da versprochen.[21]

Welches Mädchen im Teenageralter hat nicht mit Pickeln zu kämpfen oder findet morgens die Haare »doof«. Auch die Menstruationsbeschwerden sollen unter den meisten Präparaten gelindert werden. All das entspricht im Übrigen der Realität. Wenigstens für einige Anwenderinnen. Nicht wenige erleben eine Verbesserung ihrer Menstruationsbeschwerden, vielen verschaffen die Präparate auch eine reinere Haut.[22]

Nur von den Nebenwirkungen auf die Psyche wird höchstens in einem Halbsatz gesprochen, wohl auch deshalb, weil diese im Rahmen wissenschaftlicher Studien so schwer zu belegen sind. Ein Studiendesign, das sowohl den Teilnehmern als auch den durchführenden Wissenschaftlern absolute Objektivität erlaubt, ist nur schwer auf die Beine zu stellen. Hinzu kommt, dass die Psyche und ihr Zusammenspiel mit Hormonen und Neurotransmittern, die durch die Gabe synthetischer Hormone beeinflusst werden können, so fein reguliert und komplex ist, dass die genauen Vorgänge selbst Wissenschaftlern in einigen Bereichen noch immer ein Rätsel ist.

Das Thrombose- und Embolierisiko wird mittlerweile explizit erwähnt, doch die potenziellen Effekte auf Libido und Wohlbefinden werden verschwiegen oder abgewiegelt, ja, hier und da wird gar behauptet, die Libido werde durch das Präparat sogar gesteigert.[23] Hormonelle Verhütung erscheint wie das reinste Wundermittel – Sex, wann immer uns danach ist, Schönheit und dazu noch ein regelmäßiger Zyklus[24] mit weniger Beschwerden.

Im Hinblick auf die Mediengewohnheiten junger Menschen haben sich die Hersteller und ihre Marketingberater mittlerweile auch YouTube erschlossen. Sucht man hier Informationen zur Pille, kann man beispielsweise auf ein im Auftrag der Jenapharm produziertes Video stoßen, in dem sich ein junges Mädchen zur Pille entschließt. Auffällig an diesem Video ist auch der Weg, den das Mädchen, das um die 15 Jahre alt zu sein scheint, wählt, um sich die Informationen für diese Entscheidung zu beschaffen: Im Gespräch mit ihrem Freund berichtet sie, dass sie sich jetzt die Pille verschreiben lassen möchte, auf seine Frage, ob sie das bereits mit ihrem Arzt besprochen habe, antwortet sie mit nein, sie habe sich zunächst einmal im Internet informiert. Als Nächstes sehen wir sie zusammen mit einer Freundin in einer Frauenzeitschrift blättern, die die große Schwester zur Verfügung gestellt hat, darin ein Bericht zur Antibabypille, in dem es heißt, die meisten Nebenwirkungen der Pille würden sich innerhalb der ersten Monate der Anwendung verflüchtigen. Dann treffen die Mädchen die Tante der Protagonistin, die zufällig Apothekerin ist. Im Gespräch mit Tante Bea erfahren die Mädchen, dass die Pille zwar ein Mittel zur Empfängnisverhütung sei, »sich aber noch viele andere nützliche Effekte zunutze mache«. So habe sie auch einen positiven Einfluss auf Haut und Haare. In einigen Fällen, so weiß die Apothekerin zu berichten, werde sie sogar im Kampf gegen Akne angewendet. Eine der drängendsten Fragen der Mädchen, ob die Pille dick mache, kann die Apothekerin entschieden mit nein beantworten.[25]

So hat die Jenapharm nicht nur ihre Werbung platziert, sie hat auch gleichzeitig definiert, wie eine sinnvolle Informationsbeschaffung auszusehen hat: Internetrecherche, Frauenzeitschriften, die Schwester und die Tante sollen die Entscheidung prägen, der Arzt soll dann lediglich das Rezept liefern.

Unter jungen Mädchen zwischen 14 und 17 Jahren beschaffen sich laut einer Studie der BZgA (Bundeszentrale für gesundheitliche Aufklärung) aus dem Jahr 2015 39 Prozent Informationen aus dem Internet, wenn es um Sexualität, Fortpflanzung und Empfängnisverhütung geht.[26] In meinen Gesprächen mit jungen Frauen fand ich diesen Eindruck bestätigt. Die meisten von ihnen hatten sich bereits vor dem Gang zum Frauenarzt entschieden, dass sie »die Pille wollten«, die Ärzte erläuterten zwar unterschiedliche hormonelle

Produkte, wiesen aber weder auf Nebenwirkungen noch auf Alternativen zur Verhütung hin.

Wer nun meint, dass sich doch sicherlich ein Blick auf einschlägige wissenschaftliche Studien als aufschlussreich erweisen könnte, der irrt sich leider. Denn wie bei so vielen Arzneimitteln sind diese Studien meistens von der Pharmaindustrie selbst in Auftrag gegeben worden. Und das ist in unserem Gesundheitssystem genauso vorgesehen, es ist Teil des Zulassungsprozesses durch die European Medicines Agency, kurz: EMA.[27]

Warum? Nun, der EMA und auch dem deutschen Gesundheitssystem würden schlicht die Mittel fehlen, um solche Studien selbst zu finanzieren. So erlegt man den Firmen die »Bürde« auf, diese Studien selbst zu machen. Sinnvoll? Wohl eher zweifelhaft. Denn die Zielsetzung der Studien, die Auswahl der Studienteilnehmer bleiben dabei den Firmen überlassen.[28]

Während offensichtliche Täuschungen der EMA ins Auge springen würden, lässt sich beispielsweise der Aufbau einer Studie durchaus subtil beeinflussen[29] und eine Herz-und-Nieren-Prüfung aller Studien, die jährlich zu den unterschiedlichsten Präparaten bei der EMA landen, wäre schlicht unmöglich.[30]

Was der Gesundheitswissenschaftlerin Prof. Ingrid Mühlhauser zufolge im Bereich der oralen Empfängnisverhütung nach wie vor fehlt, sind beispielsweise vergleichende Studien, die unterschiedliche Präparate gegeneinander testen.

Auch die Studien, die an staatlichen Einrichtungen durchgeführt werden, sind oftmals nicht objektiv. So erklärte mir ein befreundeter Arzt, dass viele notwendige klinische Studien heute ohne die Unterstützung der Pharmaindustrie gar nicht mehr durchgeführt werden könnten, weil Krankenhäusern ebenso wie dem universitären Forschungsbetrieb schlichtweg die finanziellen Mittel fehlten. Kritische Ansätze für Studien würden so in reflexhafter Selbstzensur oftmals schon gar nicht mehr gewählt.

Allein im Jahr 2016 hat die Pharmaindustrie Zahlungen in Höhe von 562 Millionen Euro an Mediziner und Kliniken geleistet. Keine dieser Zahlungen war illegal, so wurden sie für sogenannte Anwendungsbeobachtungen bei niedergelassenen Ärzten, Studien in Kliniken oder auch für Vorträge, Anreise- und Verpflegungskosten von Ärzten und Apothekern bei Kongressen geleistet.[31]

Selbst so renommierte Institutionen wie die Max-Planck-Gesellschaft, die unter anderem durch Steuergelder mitfinanziert wird, gehen Kooperationen mit Pharmaherstellern ein, um Gelder in Millionenhöhe für ihre Forschungen zu erhalten.[32]

In einem System, in dem etwa ein Viertel der akademischen Mitarbeiter und ca. zwei Drittel der akademischen Institutionen finanzielle Beziehungen zur Industrie haben, ist es dann aber auch wenig verwunderlich, dass eine Untersuchung der Arzneimittelkommission der deutschen Ärzteschaft im Jahr 2010 feststellte, dass durch die Pharmafirmen finanzierte Studien oftmals zu positiveren Ergebnissen führen, als solche, die nicht von der Industrie finanziert wurden.[33]

Selbstverständlich gibt es eine Reihe von Forschern und Ärzten, die ihre Verantwortung in dieser Hinsicht sehr ernst nehmen, einige organisieren sich in Vereinen wie dem Deutschen Netzwerk für Evidenzbasierte Medizin e. V. Auch gibt es Ärzte, die ganz explizit keinerlei Zuwendungen der Pharmaindustrie annehmen.[34] Noch sind sie allerdings weit in der Unterzahl.

Wenn ich beim Frauenarzt in den Broschüren blättere, die im Wartezimmer ausgelegt sind, stelle ich immer wieder fest, dass der weibliche Körper offenbar in jeder Lebensphase auf medizinische und medikamentöse Interventionen angewiesen ist. Was bei den Pharmakonzernen unter der Überschrift »Frauengesundheit« zusammengefasst wird, betrifft unsere Pubertät, die Menstruation, die Schwangerschaft, die Geburt, dann die Menopause und mittlerweile auch die sogenannte Postmenopause, jede Lebensphase soll mit Hilfe von Arzneimitteln unauffälliger und angenehmer gestaltet werden können.

Toll, könnte man denken, wie gut sich heutzutage um Frauen gekümmert wird, wie schön, dass ihre Probleme endlich ernst genommen werden. Tatsache ist, dass ein Großteil der Frauen diese Lebensphasen seit jeher ohne größere Komplikationen bewältigt. Jede dieser Phasen hält Herausforderungen und auch körperliche Unannehmlichkeiten bereit, aber nur in den seltensten Fällen sind sie von krankhaften Zuständen geprägt. Doch genau da setzt die Industrie an – hormonelle und organische Vorgänge im weiblichen Körper werden pathologisiert, also für krankhaft erklärt, allerdings erst in dem Moment, wo die Medizin auch etwas anzubieten hat, was zur Besserung dieser Beschwerden angewendet werden kann.

So hat nach den Menstruationsbeschwerden von Frauen kaum ein Hahn gekräht, bevor sich nicht ein Präparat dafür gefunden hatte. Die Ausprägung der Probleme, die Frauen in diesen Lebensphasen zu schaffen machen, war schon immer sehr unterschiedlich. Ich kenne Frauen, die ihre Periode im Grunde überhaupt nicht bemerken, und solche, die schon eine Woche, bevor es losgeht, mit Schrecken daran denken.

Manche Frauen erleben die Menopause als eine schweißtriefende Stimmungsachterbahn, andere freuen sich einfach, die lästige Periode losgeworden zu sein, wobei sich die Frage stellt, ob bei jenen Frauen, die ganz besonders unter der Menopause leiden, nicht unter Umständen auch andere Faktoren eine Rolle spielen.

So ist der Verlust der Fruchtbarkeit ein Symbol für den endgültigen Verlust der Jugend, das Voranschreiten des Alters und den Beginn des letzten Lebensdrittels. Man muss schon sehr mit sich im Reinen sein, um das alles nicht als belastend zu empfinden. Der Siegeszug der Östrogenbehandlung während der Menopause begann bereits in den sechziger Jahren. Im Jahr 1966 pries der amerikanische Frauenarzt

Robert Wilson in seinem Buch *Feminine Forever* die Therapie mit Östrogen mit den folgenden Worten: »Zum ersten Mal in der Geschichte können Frauen als den Männern biologisch Ebenbürtige an den Verheißungen von morgen teilhaben … dank der Hormontherapie können sie verlängertem Wohlbefinden entgegensehen und ausgedehnter Jugend.«[35]

Die Einstellung, die aus diesem Zitat spricht, ist leider immer noch weit verbreitet und wird durch Kampagnen der Industrie am Leben gehalten. Auch der Feminismus hat sich in Teilen eine solche Einstellung zu eigen gemacht. Körperliche Unterschiede zwischen Männern und Frauen sollen negiert werden. Absurderweise wird so der männliche Körper als »Normalkörper« inszeniert, die Interventionen der Pharmaindustrie sollen uns biologisch ebenbürtig, ja besser integrierbar in ein für Männer geschaffenes Erwerbssystem machen. Denn ist der weibliche Hormonhaushalt »unter Kontrolle«, soll Leistung in jeder Form besser abrufbar sein. Diese Einstellung wird auf allen Kanälen in unserem Bewusstsein verankert.

Sogenannte Disease-Awareness-Kampagnen sind ein psychologisch raffiniertes Mittel, um ins Bewusstsein der potenziellen Patientin vorzudringen. Denn zunächst einmal müssen Frauen ja wissen, dass sie überhaupt Patientinnen sind. So gab es in Japan lange Zeit nicht einmal ein Wort für die sogenannten Wechseljahre, erst seit die Medien anfingen, darüber zu berichten, haben sie einen Namen und die Zahl der vermeintlich Betroffenen schoss in die Höhe.[36]

Es mag beinahe wie Ketzerei anmuten, an solchen Kampagnen etwas auszusetzen zu haben, weil es ja tatsächlich Frauen gibt, die mit krankhaften Ausprägungen dieser Phänomene zu kämpfen haben. Hinter besonders heftigen Menstruationsbeschwerden kann sich eine sogenannte Endometriose[37] verbergen, und es gibt auch Frauen, die unter extremen Formen des prämenstruellen Syndroms leiden, in solchen Fällen kann auch die Pille unter Umständen Linderung verschaffen. Und einige Frauen erleben eben auch die Menopause als eine unzumutbare Tortur.

Für die Betroffenen ist es wichtig zu wissen, dass sie mit diesen Dingen nicht länger allein sind, denn lange Zeit wurden diese Beschwerden in der Öffentlichkeit kaum wahrgenommen oder gar belächelt. Sichtbarkeit und auch die Entwicklung von entsprechenden Präparaten geben ihnen das Gefühl, dass ihre Beschwerden nicht im luftleeren Raum verhallen.

Leider versuchen solche Kampagnen, die Anzahl der potenziellen Anwenderinnen auszuweiten, indem sie bereits moderate Regelbeschwerden als überflüssiges Übel charakterisieren und jede Form von PMS oder Wechseljahrsbeschwerden für therapiebedürftig erklären. Und das aus einem ganz einfachen Grund: Die Pharmaindustrie ist eine Industrie. Sie möchte ihre Produkte vertreiben, und sie ist daran interessiert, dass diese Produkte von so vielen Menschen wie möglich gekauft werden.

Adidas möchte, dass jedermann Basketballschuhe kauft.

Wenn sie nur von Basketballern getragen würden, ließe sich damit kein Gewinn erzielen. Also zeigen uns die Kampagnen, dass wir alle von einem tollen Schuh profitieren, ja dass wir uns wie Stars fühlen können, ob wir nun Basketball spielen oder nicht. So werden Märkte erweitert. Nur ganz hartgesottene Kapitalismuskritiker würden daran Anstoß nehmen. Warum auch, es tut ja schließlich keinem weh.

Und wenn die entsprechenden Präparate der Pharmaindustrie dann auch wirklich nichts anderes täten, als die Beschwerden zu lindern, wäre die Welt ganz sicher ein besserer Ort. Doch leider gibt es auch Risiken – akute und langfristige, körperliche und solche, die die Psyche betreffen. Eine sorgfältige Abwägung von Nutzen und Risiken sollte eine Grundvoraussetzung im Umgang mit diesen Arzneimitteln und Medikamenten sein, doch diese ist, wie sich beispielsweise am Umgang mit Präparaten zur Behandlung einer ganzen Generation von Frauen im Rahmen der Menopause gezeigt hat, nicht gegeben.

Schon in den siebziger Jahren kristallisierte sich heraus, dass das Risiko für Herzinfarkte und Gebärmutterkrebs bei den betroffenen Frauen ab 45 Jahren durch die Einnahme von Östrogen erhöht wurde, die Industrie zog die entsprechenden Konsequenzen und bot von nun an Kombinationspräparate aus Östrogen und Gestagen an.

Eine Studie der Women's Health Initiative (WHI) aus dem Jahr 2002 kam nunmehr zu dem Ergebnis, dass das Risiko für Herzinfarkte, Schlaganfälle und Brustkrebs durch die

Einnahme von Hormonen zur Behandlung von Wechseljahrsbeschwerden steigt. Tatsächlich wurde die Studie frühzeitig abgebrochen, weil das Brustkrebsrisiko für die Teilnehmerinnen als nicht zu verantworten eingeschätzt wurde.[38] Die Nachricht schlug ein wie eine Bombe, da bereits Millionen deutscher Frauen die Präparate regelmäßig verordnet bekamen.

Auch die Pharmalobby verlor keine Zeit. So erreichte damals 11 000 Ärzte ein Fax der Firma Schering, in dem die Ergebnisse der WHI-Studie heruntergespielt wurden. Im Jahr 2009 berichtete der *Spiegel* über einen Ghostwriter-Skandal, im Zuge dessen Publikationen für Fachzeitschriften im Auftrag der Pharmaindustrie erschienen. Die Berichte, bei denen es sich vor allen Dingen um Auswertungen besagter Studien zu Risiken und Nutzen der Therapien handelte, zeichneten ein geschöntes Bild[39]. Die Gesundheitswissenschaftlerin und Endokrinologin Prof. Mühlhauser sieht in der jahrzehntelangen flächendeckenden Verordnung von Hormonpräparaten für Menopause und Postmenopause einen der größten Skandale der Medizingeschichte.

Schlussendlich wurden die medizinischen Leitlinien geändert, was zu einem signifikanten Rückgang der Verschreibungen geführt hat. Die Risiken, so die Wissenschaftler, seien einfach zu hoch, ganz besonders, wenn es sich um eine rein präventive Gabe der Hormone handele.

In einer Studie aus dem Jahr 2003 zeigte sich dann noch, dass durch die Therapie auch gar keine nennenswerte Ver-

besserung des allgemeinen Wohlbefindens und der Lebens-
qualität erzielt werden konnte, wenngleich ein positiver
Einfluss auf den Schlafrhythmus, Schmerzen und sexuelle
Funktionen gezeigt wurde. Das Verhältnis zwischen Mehr-
wert und Risiko falle allerdings zuungunsten der Hormon-
behandlung aus.

Weiterhin enthält die Studie den interessanten Hinweis,
dass in den meisten Untersuchungen zu den Effekten von
Hormontherapien auf das Wohlbefinden bis zu 25 Prozent
der Frauen aus der Placebogruppe, also jene Frauen, die gar
keine hormonelle Behandlung erhielten, eine Steigerung des
allgemeinen Wohlbefindens zu Protokoll geben.[40]

In allererster Linie spricht dieser Umstand aus meiner
Sicht dafür, Frauen und ihre Leiden ernster zu nehmen,
nicht nur in der ärztlichen Praxis, sondern vor allen Dingen
im öffentlichen Diskurs, weil offenbar bereits die Anerken-
nung der Beschwerden den Leidensdruck verringern kann.
Eine Linderung durch Hormone bleibt weiterhin mit mehr
Risiken als Nutzen verbunden, das hat auch die im Jahr 2013
vorgenommene Langzeitauswertung der WHI-Studien von
2002 ergeben.[41]

An der Präsenz von entsprechenden Broschüren in
den Wartezimmern, der Allgegenwart des Themas in den
Printmedien, aber auch auf den Webseiten der Firmen lässt
sich dennoch ablesen, dass die Industrie diesen lukrativen
Markt alles andere als aufgegeben hat. Die jahrzehntelange
Fixierung auf das Östrogen habe dazu geführt, dass es heute

immer noch an Alternativen mangele, konstatierte auch die ehemalige Medizinprofessorin Martina Dören in einem Gespräch mit dem *Spiegel* im Jahr 2011.[42]

Zurück zur Antibabypille: Die Datenlage zur hormonellen Kontrazeption ist, wie wir gesehen haben, in vielen Bereichen weniger eindeutig und umfangreich als im Zusammenhang mit der hormonellen Behandlung von Wechseljahrsbeschwerden. Eine deutliche Sprache hingegen sprechen die Studien zum Thrombose- und Embolierisiko.

Während das Risiko für diese Komplikationen mit der zweiten Pillengeneration herabgesetzt werden konnte, hat sich das Risiko mit der dritten und vierten Generation hormoneller Kontrazeptiva verdoppelt, manche Studien stellen besonders im Zusammenhang mit dem Wirkstoff Drospirenon gar eine Verdreifachung fest.[43] Die Gestagen-Komponenten Desogestrel und Drospirenon gelten als besonders gut verträglich und gehen mit ganz besonders positiven Auswirkungen auf das äußere Erscheinungsbild der Anwenderin einher, bringen aber gleichzeitig das besagte erheblich erhöhte Risiko potenziell tödlicher Nebenwirkungen mit sich. Bei einem weiteren neu entwickelten Gestagen, dem sogenannten Nomegestrol, ist die Risikolage laut der Techniker Krankenkasse noch unklar.[44]

Wie kann es dennoch dazu kommen, dass die dritte und vierte Generation der Pille von deutschen Frauenärzten so häufig verschrieben werden? Das fragt auch der *Pillenreport* der Techniker Krankenkasse. Tatsache ist, dass die Industrie an neuen Präparaten mehr verdient[45] und aus diesem Grund auch entsprechend auf Ärzte einwirkt, um diese für eine Verschreibung der neuen Mittel zu gewinnen.

Dies schlägt sich auch in den entsprechenden Zahlen nieder. Die neueren Pillen werden insbesondere jungen Frauen ganz besonders häufig verordnet, selbst dann, wenn diese zuvor ein sicheres Präparat eingenommen hatten.[46] Die französische Arzneimittelzulassungsbehörde hat aus dieser Erkenntnis bereits im Jahr 2013 die entsprechenden Konsequenzen gezogen und hat die Erstattungsfähigkeit dieser Präparate durch das öffentliche Gesundheitswesen aufgehoben.

In der Folge sanken Verordnungen für diese Präparate um 45 Prozent, dafür wurden 30 Prozent mehr Präparate der zweiten Generation verordnet. Insgesamt wurden 5 Prozent weniger kombinierte orale Verhütungsmittel als im Vorjahr verschrieben. Die Klinikaufnahmen aufgrund von Lungenembolien bei 15- bis 49-jährigen Frauen gingen in diesem Zusammenhang um 11,2 Prozent zurück, bei den 12- bis 19-Jährigen waren es gar 27,9 Prozent.[47]

In Deutschland hat eine solche Aufhebung der Erstattungsfähigkeit für die gefährlicheren Produkte noch immer nicht stattgefunden. Einmal mehr wird deutlich, welch große Rolle finanzielle Interessen in unserem Gesundheitssystem spielen und wie unzureichend die Gewährleistung der Unversehrtheit von Patientinnen sich in diesem Zusammenhang noch immer gestaltet.

Wo also Frauenfeindlichkeit und die Repression von allem, was mit Sexualität zu tun hatte, in der ersten Hälfte des 20. Jahrhunderts einer ganz selbstverständlich gelebten individuellen Geburtenkontrolle im Weg standen, steht heute ein Diskurs, der zwar von Sex und Selbstbestimmung der Frau gar nicht genug reden kann, aber seit Jahrzehnten von den verschiedensten Akteuren, darunter ganz prominent der Pharmaindustrie, manipuliert wird. Zu oft zum Nachteil der Patientinnen.

# UTERUSDIALOGE

*Der weibliche Zyklus, Freund oder Feind?*

Der weibliche Körper, ganz besonders der Uterus, also die Gebärmutter, ist schon lange explizit im Visier der Medizin, der Uterus steht im Fokus der Medikalisierung des weiblichen Körpers. Schon Anfang des 20. Jahrhunderts wurden unzählige Gebärmütter und Eierstöcke entfernt, um vermeintliche Hysterien und andere Formen der psychologischen Abweichung von der Normalität zu »kurieren«.

Diese Verfahrensweise mit den weiblichen Fortpflanzungsorganen entsprang einem tiefen Misstrauen, ja, einer geradezu feindseligen Einstellung gegenüber der weiblichen Sexualität sowie einer auf die Kontrolle weiblicher Handlungsfreiräume ausgerichteten Gesellschaft. Tatsächlich sind es heute in vielen Fällen die Frauen selbst, die aufgrund von fehlendem Wissen und tiefsitzenden Vorurteilen eine negative Einstellung, ein Misstrauen gegenüber diesem Teil ihres Selbst entwickeln.

Was mir in den letzten Wochen und Monaten in fast allen meinen Gesprächen mit Frauen – sowohl denen meines Alters als auch Teenagern – begegnet ist, war die Idee vom »regulierten« oder auch »regelmäßigen« Zyklus. Sein Pendant, der gefürchtete »unregelmäßige Zyklus«, begegnet uns bereits im Sexualkundeunterricht, auch Gynäkologen und medizinische Aufklärungsliteratur haben sich dieses Thema zu eigen gemacht. Es klingt, als ob der weibliche Zyklus eine regelrechte Krankheit sei: PMS, Menstruationsbeschwerden, Brustschmerzen, demnach ist frau eigentlich permanent mit den negativen Facetten ihres Zyklus beschäftigt und vor allen Dingen mit seiner Unberechenbarkeit.

Bei einem meiner Gespräche habe ich eine Abiturientin gefragt, was die ersten drei Wörter sind, die ihr bei der Pille einfallen. Ihre Antwort: *Verhütung, Regulierung, künstlich. Verhütung, klar, aber was wird denn reguliert?*, habe ich gefragt. Ihre Antwort: *Der Zyklus, wenn der unregelmäßig ist.* Dieses Gespräch und viele andere haben mir klargemacht, wie wichtig es ist, eines sehr deutlich zu machen: Unter der Pille gibt es keinen Zyklus. Keinen Eisprung, keinen Gelbkörper, der Progesteron freisetzt, und auch keine Chance für einen natürlichen Zyklus, sich einzupendeln.

Die nach außen wahrgenommene Regelmäßigkeit besteht lediglich in der Blutung, die sich stets zum »vereinbarten« Zeitpunkt einstellt. Und selbst die würde nicht mehr kommen, wenn die meisten Pillen nicht die pillenfreien Tage vorsehen würden. Durch den plötzlichen Entzug der Hormone kommt es zu einer Art »Abbruchblutung«, die im Übrigen gar nicht mehr von allen Medizinern für notwendig gehalten wird, weil sie im Grunde genommen gar keine organische Funktion hat. Außer, so steht zu vermuten, symbolisch den Mythos des regelmäßigen Zyklus aufrechtzuerhalten. Tatsächlich gibt es bereits Präparate, die speziell darauf ausgerichtet sind, dass sie gleich mehrere Monate durchgängig genommen werden. Langzeit*zyklus* heißt das dann auf den Webseiten und in den Broschüren der Hersteller.

Woher kommt eigentlich diese Idee, dass unser Körper pünktlich wie die Uhr sein muss? Funktionieren wie ein Uhrwerk tut er nämlich durchaus, ein Rädchen greift ins andere. Bloß dass er sich dabei nach anderen Maßstäben richtet und nicht nach der Zeit, an der wir in unserer Welt so vieles messen. Die einzelnen Etappen des Zyklus, vor allen Dingen Eisprung und Periode, können sich tatsächlich verschieben, wenn bestimmte Bedingungen das für unseren Körper sinnvoll erscheinen lassen. So können die Periode und auch der Eisprung gelegentlich ausbleiben, weil wir gerade unter Stress stehen, oder zum Beispiel Untergewicht haben.

Seelische Befindlichkeiten haben ebenso einen Einfluss auf die Hormonproduktion wie extreme körperliche Belastungen wie beispielsweise Leistungssport. Das ist sinnvoll, da unsere Fortpflanzungsorgane ihre Bemühungen an allen Fronten sehr exklusiv auf die Befruchtung einer Eizelle, eine erfolgreiche Schwangerschaft und die Entstehung eines gesunden Kindes richten.

Sind die Voraussetzungen dafür nicht gegeben, weil die

seelische Verfassung der potenziellen Mutter nicht stimmt, oder die körperlichen Ressourcen der Sportlerin bereits bis zum Maximum ausgereizt sind, kann es zum besagten »unregelmäßigen Zyklus« kommen. Und das ist dann auch gut so. Es handelt sich um einen gesunden Mechanismus.

Hinzu kommt, ganz besonders bei jungen Frauen, deren körperliche Entwicklung noch nicht abgeschlossen ist, dass sich der Zyklus mitunter erst noch einpendeln muss. Das ist vollkommen normal und weder krankhaft noch behandlungsbedürftig.

Die Pro-Familia-Ärztin Dr. Jutta Pliefke bestätigt mir in unserem Gespräch, dass ganz besonders auch die Menstruation immer noch ein extrem schambehaftetes und mit negativen Assoziationen belegtes Thema für die meisten Mädchen und Frauen sei: »Das soll keiner merken, es soll möglichst unsichtbar, möglichst schwach und möglichst kurz sein.« Gerade junge Mädchen haben wenig positive Assoziationen, weiß sie auch aus der Praxis. Dabei könne man in der Menstruation auch etwas Positives sehen, doch ein affirmatives Verhältnis zur eigenen Fruchtbarkeit und zum Frauwerden haben wenige. Eine intensive und schambefreite Auseinandersetzung ist offenbar auch in unseren aufgeklärten Zeiten kaum gegeben.

Die Idee eines integrierbaren und ohne chemische Hilfe kontrollierbaren Zyklus gewinnt erst seit einigen Jahren wieder an Raum. Es geht bei solchen Perspektiven dann auch nicht um die ideologische Verklärung des natürlichen Körpers als den idealen Körper, sondern vielmehr um die Frage, inwieweit wir ihn kennenlernen möchten, bevor wir ihn, aus freiem Willen und in der Absicht, unser Leben damit zu verbessern, chemisch manipulieren.

Denn unser Uterus und alles, was dazu gehört, bringt nicht nur PMS und schmerzhafte Menstruationsbeschwerden. Was wenige Menschen wissen, ist, dass insbesondere die erste Hälfte des weiblichen Zyklus, also die Tage zwischen Periode und Eisprung, ein wahres Feuerwerk an stimulierenden Hormonen bereithalten. Wir fühlen uns besonders gut, stark und lebenslustig. Seitdem ich mich mit meinem Zyklus auseinandersetze, fällt mir das immer stärker auf, mittlerweile versuche ich sogar, wichtige Termine und Ähnliches rund um meinen Eisprung zu legen.

Darüber hinaus nimmt der natürliche Zyklus, so vermuten Verhaltensbiologen, auch Einfluss auf unsere Partnerwahl und unsere Wirkung auf andere Menschen. In einem Vortrag bei dem von der BZgA ausgerichteten 1. deutschen Verhütungskongress im Jahr 2011 erklärt Prof. Tillmann Krüger von der Universität Hannover, dass Frauen sich rund um den Eisprung nicht nur schöner und attraktiver finden, sondern tendenziell das möglichst ideale »genetische Match« suchen, also den Kandidaten mit den besten Genen und einem Immunsystem, das das der entsprechenden Frau am besten ergänzt, für den Fall, dass sie gemeinsam ein Kind zeugen. Außerdem zeigen die Studien, dass Frauen in der zweiten Zyklushälfte, der sogenannten Lutealphase, tendenziell zuverlässige Versorgertypen wählen.

Auch das sexuelle Verlangen gestaltet sich weniger intensiv, da der Körper insbesondere in den ersten Tagen nach dem Eisprung unter dem Vorzeichen operiert, dass möglicherweise eine Befruchtung stattgefunden hat. Verantwortlich dafür ist, so Prof. Krüger, der erhöhte Progesteronspiegel. Ab jetzt gibt es also weniger Feuerwerk, mehr Ruhe und weniger Risikobereitschaft.

Durch die in der Pille enthaltenen Gestagene gleicht die hormonelle Situation in unserem Körper mehr oder weniger konstant dieser zweiten Zyklushälfte beziehungsweise einer Schwangerschaft. Schenkt man den von Krüger zitierten Studien Glauben, könnte die Wahl des »genetischen Match« so unter Umständen beeinträchtigt sein.

Umgekehrt, so erklärt es Prof. Krüger, strahlen Frauen vor und während des Eisprungs auch für andere Menschen eine größere Attraktivität aus, auch ihre Verhaltensweisen und Gestik werden von den Hormonen beeinflusst, was sie für Männer offenbar noch anziehender macht. In einer Studie mit Lapdance-Tänzerinnen, die Krüger in seinem Vortrag zitiert, haben Wissenschaftler festgestellt, dass die Trinkgelder derjenigen, die die Pille einnahmen, konstant blieben, während die Trinkgelder der Frauen, die ohne sie verhüteten, rund um den Eisprung in die Höhe schossen.[1]

Auch auf diejenigen unter uns, die weder Lapdance-Tänzerinnen noch akut auf der Suche nach Mister Right sind oder ihn bereits gefunden haben, wirken sich diese Zyklusveränderungen aus, denn die Selbst- und Fremdwahrnehmung verändert sich, kann beobachtet und in alle Lebensbereiche integriert werden. Mit der Pille wird das alles geglättet, ein wenig überspitzt ausgedrückt ist das wie ein Jahr ohne Jahreszeiten: gleichbleibende 19 Grad bei leichter Bewölkung. Regenschirm und Sonnencreme können wir ebenso zu Hause lassen wie die Kondome.

Ich setzte mich mit Prof. Lobmaier in Verbindung, der am Institut für Psychologie der Universität Bern in den Bereichen Kognitive Psychologie und Wahrnehmung forscht und sich besonders mit der Wirkung von Sexualhormonen auf die weibliche Psyche und Wahrnehmung beschäftigt. Von ihm wollte ich wissen, was von Studien dieser Art zu halten ist.

Prof. Lobmaier erklärte mir, dass verhaltensbiologische Studien zu diesen Themen sich leider als schwer replizierbar herausgestellt haben. Entsprechend können ihre Ergebnisse nicht als endgültig betrachtet werden, was jedoch auch daran liegen könnte, dass entsprechende Studiendesigns noch nicht entwickelt, gewisse Parameter nicht messbar sind. So sage die fehlende Replizierbarkeit zum gegenwärtigen Zeitpunkt noch nichts darüber aus, ob sich diese Thesen nicht dennoch eines Tages als wahr herausstellen könnten.

Gleichzeitig bestätigt mir Prof. Lobmaier, dass durchaus anzunehmen sei, dass sich die veränderte hormonelle Situation unter der Pille auch auf andere Lebensbereiche auswirke, da Frauen während der Lutealphase, die der hormonellen Situation unter der Pille in etwa entspreche, tendenziell nach sozialer Geborgenheit, ja eher Frieden suchen, weniger attraktiv wirken und auf gute Stimmung achten. Rein psychisch sind Frauen in diesem Zustand ausgeglichener und legen weniger Risikobereitschaft an den Tag. So sei zu vermuten, dass defensivere, häuslichere Verhaltensmechanismen unter der Pille im Vordergrund stehen. Aus meiner Sicht sollte uns das zu denken geben, und auch Prof. Lobmaier sieht in der unklaren Datenlage eher einen Grund zur Vorsicht denn zur Sorglosigkeit.

Wem daran gelegen ist, mehr über den natürlichen weiblichen Zyklus zu erfahren, kann sich das entsprechende Wissen anlesen.[2] Wer sich dann mit dem ganz persönlichen Zyklus etwas vertrauter machen, ihn lesen, verstehen und positiv für die alltägliche Lebensplanung nutzen möchte, dem stehen mittlerweile Apps, die speziell zu diesem Zweck entwickelt wurden, zur Verfügung.[3] Diese Apps sind ganz explizit nicht zur Verhütung geeignet, da bestimmte Aspekte mit ihnen nicht oder bislang nur zu ungenau erfasst werden können. Natürliche Verhütung ist jedoch selbstverständlich möglich, dazu später mehr.

Bei der Auseinandersetzung mit dem eigenen Zyklus und den damit verbundenen Befindlichkeiten sind diese Apps oder auch ein sorgfältig geführtes Zyklustagebuch aber durchaus hilfreich[4], da man neben der Menstruation und Regel- oder Brustschmerzen auch Stimmung, Schlaf, Sport, Heißhunger, Motivation, Konzentration oder auch Libido und vieles mehr dokumentieren kann.

Es entsteht ein Bild des eigenen Zyklus, und recht bald

lassen sich darin Regelmäßigkeiten erkennen. So stellte auch ich fest, wie mein Körper, aber auch mentale Befindlichkeiten und Präferenzen sich im Zusammenspiel mit dem Zyklus verändern. Mir persönlich hilft das, mit weniger angenehmen Tagen besser umzugehen und bestimmte Phänomene einzuordnen, weil ich zum einen darauf vorbereitet bin, vor allen Dingen aber auch weiß, dass bestimmte Unannehmlichkeiten von allein wieder verschwinden.

Befinde ich mich zum Beispiel unmittelbar vor dem Ende eines Zyklus, also in jener Phase, die wir auch als prämenstruelle Phase bezeichnen, lasse ich mir gern ein oder zwei Tage Zeit, bevor ich eine bissige Nachricht an eine Freundin oder einen Kollegen abschicke. In den meisten Fällen haben sich die Wogen dann bereits ein wenig geglättet und selbst, wenn ich nach wie vor ein Problem erkenne oder auch immer noch wütend bin, finde ich doch meistens diplomatischere Worte für meine Gefühle, als es zwei Tage zuvor der Fall gewesen wäre.

Gleichzeitig wächst das Bewusstsein, dass wir selbstverständlich sehr viel mehr sind als unsere Hormone. So wird auch in der vermeintlich »besten« Zyklusphase die Motivation im Keller sein, wenn wir gerade den Job verloren haben oder eine Freundschaft durch eine Krise geht. Sind wir frisch verliebt oder haben gerade eine besonders gute Nachricht erhalten, mögen wir dann auch denken: PM-Was? Eine persönliche Beziehung zu unserem Uterus und allem, was darin vorgeht, kann unserem Leben etwas hinzufügen, sie bleibt aber auch nur eine von vielen Beziehungen, die unser Wohl und Weh im Leben bestimmen.

Ein weiteres, ganz besonders von sehr jungen Frauen oft zitiertes Argument für die Pille sind ihre vermeintlich positiven Effekte auf das Äußere der Anwenderin. Während keine von uns etwas gegen schöne Haut oder Haare einzuwenden hat, scheinen die mit der Pille verbundenen, erheblichen Risiken doch ein ausgesprochen hoher Preis für ein paar »Beauty-Effekte«.

Die Haut der meisten Frauen lässt in der Pubertät ein wenig zu wünschen übrig, doch liegt sie erst einmal hinter uns, pendelt sich das bei den allermeisten Frauen von ganz allein ein. Wer dann auch im Erwachsenenalter unter chronischer Akne leidet, sollte zunächst seinen Hautarzt aufsuchen, der in diesen Fällen mit lokal anwendbaren Mitteln bereits einiges erreichen kann.

Die vermeintlich unschlagbare Sicherheit der Pille ist ein weiteres Argument, das viele Frauen dazu bewegt, sich für eine hormonelle Verhütung zu entscheiden. So hat sich im Grunde genommen bereits eine Gleichung in den Köpfen der Menschen festgesetzt, die lautet: Verhütung = Pille. Mit ihr assoziieren wir quasi hundertprozentige Sicherheit.

Tatsächlich variiert der Pearl-Index der Pille zwischen 0,1 und 0,9, was bedeutet, dass von 1000 Frauen, die sie ein Jahr lang einnehmen, 1 bis 9 Frauen schwanger werden. Bei der Minipille sind es zwischen 5 und 30 Frauen. Die Angaben der Hersteller geben in den meisten Fällen einen Pearl-Index an, der Anwendungsfehler nicht mit einbezieht, so kommt es zustande, dass man des Öfteren von Frauen hört, die »trotz« Pille schwanger geworden sind.[5]

Eine vergessene Einnahme, eine Wechselwirkung mit einem anderen Medikament, Erbrechen oder Durchfall können dazu führen, dass die empfängnisverhütende Wirkung sich nicht entfalten kann.[6] Insbesondere bei jungen Frauen ist die Einnahme oftmals von vielen Faktoren geprägt. So heißt es in der Auswertung eines von Pro Familia durchgeführten Forschungsprojektes mit dem Fokus ungewollte Schwangerschaften bei Minderjährigen: *Die größte Gruppe der interviewten Frauen ist trotz Pille schwanger geworden.[…]Für nicht wenige junge Frauen ist die Entscheidung für die Pille fremdbestimmt bzw. keine reflektierte Entscheidung: Die Mutter drängt und hat schon einen Termin beim Arzt verabredet, der Freund drängelt, weil er die lästigen Kondome loswerden will und es heute fast schon selbstverständlich sei, die Pille zu nehmen. Junge Frauen, die in die Verhütung mit oralen Kontrazeptiva unreflektiert ›hineinrutschen‹, bringen aber keine optimalen Voraussetzungen mit, um die Schwierigkeiten, die mit dieser Art der Verhütung zusammenhängen, zu meistern.*[7]

Sichere Verhütung bleibt eine Frage von Wissen und informierten, eigenständigen Entscheidungen, sie ist ein Teil des Erwachsenwerdens und sie kann auch mit Hilfe von Arzneimitteln nicht abschließend geklärt werden. Gespräche mit Ärzten, vor allen Dingen aber auch mit dem Partner sind unumgänglich für erfolgreiche Verhütung.

Wenn wir an natürliche Verhütung denken, denken wir »unsicher«. Wir denken an die Kalendermethode, auch bekannt als »vatikanisches Roulette«, weil es lange Zeit die einzige von der katholischen Kirche akzeptierte Verhütungspraktik war. Dass die Kalendermethode unsicher sein muss, ist zunächst einmal logisch, da jede Frau einen individuellen und – wie bereits beschrieben – fluktuierenden Zyklus hat. Es gibt allerdings körperliche Symptome, die beobachtet werden können, um die fruchtbaren Tage festzustellen. Lange Zeit wurden entweder die Basaltemperaturmethode oder die sogenannte Billings-Methode einzeln angewandt.

Bei der Basaltemperaturmethode macht man sich die Tatsache zunutze, dass die Körpertemperatur der Frau sich nach deren Eisprung um bis zu 0,5 Grad erhöht, drei Tage nach diesem Temperaturanstieg beginnt die »sichere Phase«, also jener Teil des weiblichen Zyklus, wo eine Schwangerschaft nicht möglich ist. An den fruchtbaren Tagen müssen entsprechend andere Verhütungsmittel benutzt werden. Für sich allein angewendet, hat diese Methode laut Pro Familia einen Pearl-Index von 0,8–drei. Von 1000 Frauen, die ein Jahr lang konsequent nach dieser Methode verhüten, werden also zwischen 8 und 30 Frauen schwanger.[8]

Die Billings-Methode wiederum basiert auf der Beobachtung des Zervixschleims, also des Schleims am Gebärmutterhals einer Frau, der sich im Verlauf des Zyklus verändert und je nach Zeitpunkt das Eindringen von Spermien in die Gebärmutter entweder erleichtert oder auch verhindert.

Bereits einige Tage vor dem Eisprung verändert sich der Schleim, um die Reise der Spermien durch den Muttermund zu erleichtern, er wird flüssiger und beginnt Fäden zu ziehen, während er an anderen Tagen klebriger oder auch cremig anmutet. Wird der Zervixschleim täglich angesehen und dokumentiert, kann mit sehr großer Sicherheit der Beginn der fruchtbaren Zeit bestimmt werden, also der Zeitpunkt, ab dem Verhütungsmethoden wie ein Kondom oder ein Diaphragma verwendet werden müssen, um eine Schwangerschaft zu verhüten. Die fruchtbare Zeit endet drei Tage nachdem der Schleim wieder zäher geworden ist. Was kompliziert klingt, ist in der Praxis eigentlich relativ einfach, nach zwei bis drei Zyklen braucht es nicht mehr als einen kurzen Blick, um die Konsistenz des Schleims zu bewerten.

Die Kombination aus diesen beiden Methoden wird als symptothermale Methode bezeichnet. So lassen sich sowohl der Beginn als auch das Ende der fruchtbaren Zeit zuverlässig bestimmen. An allen anderen Tagen ist sorgloser Sex ohne Kondome möglich. Konsequent angewandt, hat diese Methode einen Pearl-Index von 0,4, es werden nur vier von 1000 Frauen, die diese Methode ein Jahr lang praktizieren, schwanger[9]. Ihr Pearl-Index ist also identisch mit dem der sichersten Antibabypillen. Erst im Jahr 2007 hat eine groß angelegte Langzeitstudie der Universität Heidelberg diese ausgesprochen große Sicherheit belegt.[10]

Wie jede Form der Verhütung, erfordert diese Methode

Wissen, Disziplin und eine offene Kommunikation mit dem Partner, doch sie bringt auch Vorteile mit sich. So fördert sie den bewussten Umgang mit dem eigenen Körper und hat bei den meisten Frauen, mit denen ich über ihre Erfahrungen damit gesprochen habe, sowohl das Verhältnis zum eigenen Körper wie auch das Erleben von Sex positiv beeinflusst, mich selbst eingeschlossen.

Zuverlässige Informationen zum Thema natürliche Verhütung kann man zum Beispiel bei Pro Familia bekommen, es gibt Bücher und auch Kurse, die beim Erlernen der Methode, die auch als NFP-Methode bekannt ist, helfen und eine sichere Anwendung gewährleisten.[11]

Wer nun das Bett mit einem Kondomhasser teilt, mag Bedenken haben, dass die Verwendung von Kondomen an den fruchtbaren Tagen zum Problem werden könnte, doch auch hier lässt sich Abhilfe schaffen. Zum einen bietet sich die Verwendung eines Diaphragmas an, zum anderen kann man sich die Frage stellen, ob Penetrationssex wirklich alles ist, was man in einer Beziehung miteinander anstellen kann. Im besten Fall bringt die natürliche Verhütung auf diese Art und Weise mehr Schwung ins Beziehungsleben, und das sexuelle Erleben der Frau wird durch die hormonellen Hochs rund um den Eisprung gesteigert.

Ohnehin stellt sich die Frage, ob die Pille und andere hormonelle Verhütungsmethoden nicht ein wenig dem Schießen mit Kanonen auf Spatzen gleichen. Vor dem Hintergrund, dass nur in etwa einem Drittel des Monats – wenn man ganz sichergehen möchte – überhaupt Vorkehrungen zur Verhinderung einer Schwangerschaft erforderlich sind, erscheint es doch einigermaßen absurd, sich durchgängig Hormone zuzuführen, um sicherzugehen. Denn wenige Menschen haben jeden Tag Sex.

Eine Studie des Kondomherstellers Durex kam im Jahr 2016 zu dem Ergebnis, dass Menschen in Deutschland im Durchschnitt zweimal in der Woche, also achtmal im Monat Sex haben.[12] Unterstellt man, dass mindestens in vier dieser Fälle keine Gefahr bestünde, schwanger zu werden, werden an mindestens 21 Tagen im Monat Hormone eingenommen, um an vier Tagen sorglos sein zu können.

Die meisten Menschen beziehen bei wichtigen und weniger wichtigen Entscheidungen die sogenannten Opportunitätskosten derselben mit ein. Unter Opportunitätskosten versteht das Gabler Wirtschaftslexikon: »Entgangene Erträge oder Nutzen im Vergleich zur besten, nicht realisierten Handlungsalternative«.[13]

Denke ich darüber nach, mich für einen monatlichen Beitrag von 50 Euro in einem Fitnessstudio anzumelden, überlege ich, wie oft ich hingehen muss, damit diese Kosten dafür gerechtfertigt sind, weil ich mit dem Geld ja sonst etwas Besseres anstellen könnte. Komme ich zu dem Ergebnis, dass ich nur viermal im Monat hingehen werde, werde ich mir genau überlegen, ob ich mich trotzdem anmelde.

Bei hormoneller Verhütung scheinen wenige über die potenziellen Kosten ihres Handelns nachzudenken. Warum eigentlich? Ist uns unsere körperliche Unversehrtheit, unsere persönliche Integrität denn weniger wert als Geld? Oder haben wir einfach noch nie darüber nachgedacht?

Beim Sex nicht mehr nachdenken zu müssen ist ein weiteres Argument, was immer wieder zitiert wird. Grundsätzlich ist das natürlich ein nachvollziehbarer Wunsch, und in einer idealen Welt … Nun ja, wir leben nicht in einer idealen Welt. Hormonelle Verhütung befreit, wie ungewollte Schwangerschaften unter der Pille belegen, nicht von der Notwendigkeit nachzudenken – ob beispielsweise das Antibiotikum, das wir gerade einnehmen, oder die Johanniskrauttabletten, die unsere beste Freundin uns gegen die Prüfungsangst empfohlen hat, die Wirksamkeit des Präparats beeinträchtigen könnten. Oder dass ich sie mitnehmen muss, wenn ich nicht weiß, ob ich am selben Abend noch nach Hause komme.

Darüber hinaus schützt sie uns auch nicht vor sexuell übertragbaren Krankheiten. So ist es, gerade mit neuen Sexualpartnern, essenziell, ein Kondom zu verwenden. In einer solchen Situation muss man eben doch nachdenken. Und reden. Leider. Dann sind da natürlich noch die potenziellen Nebenwirkungen der Pille. Ist der persönliche Gewinn denn größer als diese Nebenwirkungen? Ganz sicher ist der größte Gewinn an der Pille der Schutz vor ungewollten Schwangerschaften, deren Auswirkungen auf das Leben der betroffenen Frauen gigantisch sind. Es gehört zu den größten Errungenschaften unserer modernen Gesellschaft, dass Frauen diesem Risiko nicht mehr schutzlos ausgeliefert sind. Entscheidend ist an dieser Stelle, sich auf diesen Hauptgewinn zurückzubesinnen und alle Möglichkeiten zu kennen, die uns zur zuverlässigen Verhütung einer Schwangerschaft zur Verfügung stehen, denn davon gibt es eben sehr viel mehr, als uns gemeinhin glauben gemacht wird.

Für Frauen beziehungsweise Paare, die sich mit natürlicher Verhütung nicht anfreunden können, gibt es selbstverständlich noch weitere hormonfreie Alternativen, wie zum Beispiel die Kupferspirale oder die Kupferkette, die sich in Frankreich oder Finnland bereits größerer Beliebtheit erfreuen. Leider, so erklärt es mir Frau Dr. Pliefke, die als Gynäkologin für die Pro Familia in Berlin tätig ist, würden die Spiralen in Deutschland kaum verordnet.

Ich wende ein, dass ich gehört habe, dass Spiralen eher für Frauen geeignet seien, die bereits Kinder hätten. Ein reiner Mythos, entgegnet sie entrüstet. Dieser gehe zurück auf das Denken der siebziger Jahre, das politisch bzw. moralisch motiviert war. Frauen sollte nur dann eine dermaßen sichere Verhütungsmethode zur Verfügung gestellt werden, wenn sie bereits Kinder geboren hatten. Das geht zurück auf die gleiche Logik wie die damalige ärztliche Verordnungspraxis im Hinblick auf die Pille. Auch diese bekamen, wie bereits erwähnt, zunächst nur verheiratete Frauen, die bereits Kinder hatten. Zu keinem Zeitpunkt gab es für diese Praxis im Zusammenhang mit der Spirale einen medizinischen Grund. Dennoch hält sich der Mythos, die Spirale sei ungeeignet für die Anatomie einer Frau, die noch kein Kind geboren habe, hartnäckig.

So sind Spiralen in skandinavischen Ländern häufig auch für junge Frauen das Mittel der ersten Wahl. In Finnland verhüten, so Dr. Pliefke, beispielsweise 25 Prozent der Frauen mit Spirale und nur 11 Prozent mit der Pille. In Deutschland wenden 53 Prozent die Pille an, nur 5 Prozent entfallen auf die Spirale.

Neben den erwähnten althergebrachten Vorurteilen – auch viele Gynäkologen glauben noch immer an den angesprochenen Mythos – sei die Struktur unseres Gesundheitswesens und finanzielle Interessen der Gynäkologen für diesen eklatanten Unterschied verantwortlich. Dr. Pliefke kann die Spirale auch für junge Mädchen durchaus empfehlen, denn mit einem Pearl-Index von 0,3–0,8 gilt sie als ausgesprochen sicher.[14] Um ihnen dabei anatomisch gerecht werden zu können, gibt es die Spiralen in unterschiedlichsten Größen und Formen, auch eine sogenannte Kupferkette steht zur Verfügung. Dr. Pliefke zeigt mir die unterschiedlichsten Varianten. Die Spirale für junge Mädchen mit kleinen Gebärmüttern ist nicht größer als eine 1-Euro-Münze.

Entscheidet sich eine Frau für die Spirale, wird zunächst die Gebärmutter ausgemessen. Erst dann wird das richtige Modell für die Patientin ausgewählt. Warum wird sie also in Deutschland nicht häufiger verschrieben? Zum einen erklärt mir die Pro-Familia-Ärztin, dass viele Gynäkologen die Spirale konsequent ablehnen, weil damit wenig zu verdienen sei.

So kämen tatsächlich Frauen in die Pro-Familia-Beratungs-stelle, deren Ärzte ihnen mitgeteilt haben, dass sie keine Spiralen setzen würden, weil sich das finanziell nicht lohne.

Ein weiteres Problem struktureller Art, so Dr. Pliefke, sei die Tatsache, dass Verhütung in Deutschland nur bis zum 20. Lebensjahr eine Kassenleistung sei. Die vergleichbar hohen Erstkosten einer Spirale machten die Entscheidung zwischen Pille und Spirale dann auch für die Patientin direkt zu einer finanziellen Frage, die für einige Frauen nicht unerheblich sei. Eine freie Entscheidung sieht natürlich anders aus.

Darüber hinaus sei es sogar so, dass die Kassen bereits einer 18-jährigen Frau keine Spirale mehr finanzieren würden, da die empfängnisverhütende Wirkung fünf Jahre anhalte und die Erstattung von Verhütungsmitteln eben nur bis zum 20. Lebensjahr von den Kassen übernommen werde.

All das hat auch mich überrascht, ich bin besonders froh, das Gespräch mit Pro Familia gesucht zu haben, denn eine so differenzierte Auseinandersetzung ist bislang leider bei den wenigsten niedergelassen Frauenärzten zu haben, was dazu führt, dass eine hormonfreie und dabei äußerst sichere Methode der Verhütung einer großen Zahl von Frauen de facto nicht zur Verfügung steht.

Es gilt daher Vorurteile, aber auch strukturelle Probleme aus dem Weg zu räumen, denn die Dominanz hormoneller Verhütung zeigt sich unter anderem auch an der Tatsache, dass die Fortbildungen und Einführungsveranstaltungen für niedergelassene Frauenärzte fast alle von der Pharmaindustrie durchgeführt werden, die natürlich hormonelle Ansätze in den Vordergrund stellt. Auch Dr. Pliefke, die sich selbst nicht als absolute Pillengegnerin bezeichnen würde, ist verärgert über die Alternativlosigkeit, die jungen Mädchen suggeriert wird, denn aus ihrer Sicht ist die Spirale auch für junge Mädchen »eine wunderbare Verhütungsmethode«, und sie findet, dass finanzielle Interessen die Entscheidungsfreiheit junger Frauen im deutschen Gesundheitssystem nicht einschränken sollten.

Auch müsse den Ärzten mehr Zeit für eine sinnvolle Verhütungsberatung zur Verfügung stehen, erklärt Dr. Pfliefke, denn die Zeitfenster von zehn bis 15 Minuten, die derzeit für Untersuchung und Beratung in einem veranschlagt würden, seien absolut nicht ausreichend für eine ausführliche Beratung. Eine gute, sichere Verhütung habe nicht nur einen hohen Wert, sondern müsse auch genau abgewägt werden.

Frauen, so Dr. Pfliefke, haben ein Recht auf Information, und es müsse auch bei den Ärzten ankommen, dass sie nicht *für* ihre Patientinnen entscheiden dürfen. Ihre persönliche Einstellung in der Praxis: »Ich muss informieren und gemeinsam mit der Frau schauen, aber letztendlich soll die Frau entscheiden, was sie für sich und für ihr Leben machen möchte.«

Schließlich sagen einige, die Einnahme der Pille versetze Frauen in die Lage, im Zusammenhang mit ihrem Sexleben und ihrer Lebensplanung wie Männer handeln zu können. Können sie das wirklich? Und ist es wirklich das, was wir wollen?

# MANN ODER DOCH
# LIEBER MENSCH SEIN?

Als Frau handeln wie ein Mann. In Bezug auf Sex genauso wie in der Lebensplanung. Diese Haltung offenbart einen grundsätzlichen Denkfehler: Sie setzt den Mann an die Stelle des »Normalen«, der Mann ist Mensch, die Frau ist Frau, und sie strebt danach, auch endlich Mann sein zu können. Eine seltsame Vorstellung.

*»Der Begriff androzentrische Kultur bezeichnet einen Zustand, in dem ein Geschlecht alle menschlichen Aktivitäten für sich in Anspruch nimmt, sie als Männerarbeit deklariert und als solche verwaltet.«*[1]

Seit die Frauenrechtlerin und Schriftstellerin Charlotte Perkins Gilman im Jahr 1911 diese Worte schrieb, ist viel Zeit vergangen. In Deutschland haben wir eine Bundeskanzlerin, Frauen machen ganz selbstverständlich Hochschulabschlüsse, und es steht ihnen frei, sich für jeden Beruf dieser Welt zu entscheiden. Es wäre kaum gerechtfertigt, unsere Kultur als androzentrisch zu bezeichnen.

Wirft man aber einen Blick auf die Erwerbswelt von heute, muss man feststellen, dass diese den Frauen lediglich ihre

»Türen« geöffnet hat. Türen, die nach wie vor in das gleiche Haus führen – für Männer gebaut, seine Strukturen für Männer gemacht. Statt sie niederzureißen und neue, einem geschlechtsneutralen Erwerbsleben angepasste Strukturen zu schaffen, wurde Frauen Zutritt zu einem Raum nach dem anderen gewährt.

Ergaben sich Probleme struktureller, sozialer oder finanzieller Art, haben wir schnell einen Durchbruch gemacht oder andere Renovierungsmaßnahmen vorgenommen. So haben wir Kinderbetreuung für Arbeitnehmerinnen bekommen, auch Mutterschutz und Elterngeld stehen uns mittlerweile zur Verfügung, einige Unternehmen beschäftigen Gleichstellungsbeauftragte. Sogar Männer haben einen gesetzlichen Anspruch auf Elternzeit, aber formulieren wir es mal provokant mit dem Titel eines Videos, über das ich kürzlich bei YouTube gestolpert bin: *If men had periods …* Nun, wenn Männer menstruieren würden, gäbe es in modernen Unternehmen mehr als nur eine diskrete Box mit Tampons auf der Toilette, so viel lässt sich annehmen.

Von einer biologistischen Argumentationslinie bin ich dabei weit entfernt, denn so wenig ein Kinderwunsch etwas typisch Weibliches ist, so wenig würde ich argumentieren, dass es eine Form spezifisch weiblicher Identität gäbe, die es zu schützen gelte. Was typisch weiblich ist, sind unsere Fortpflanzungsorgane und die mit ihnen einhergehenden körperlichen Realitäten, die positiven wie die negativen. Auch Männer sind biologischen Gegebenheiten unterworfen, doch sie haben das Glück, dass diese noch immer die Idee von normal, ja, erstrebenswert und stark konstituieren und dass man ihnen niemals beigebracht hat, den eigenen Körper mit Argwohn oder Ablehnung zu betrachten oder seine Eigenheiten als Hindernis im Leben wahrzunehmen.

Tatsächlich kenne ich keinen Mann, der je auch nur einen Gedanken daran verschwendet hat, was an einem männlichen Körper störend sein könnte. Weder beschäftigt Männer die Tatsache, dass ihre Fortpflanzungsorgane extrem empfindlich und dabei ausgesprochen exponiert sind, noch empfinden sie jenseits der Pubertät Ekel oder Unbehagen, wenn es um ihre Körperflüssigkeiten geht. Ihre Körper sind okay, das haben sie so gelernt. Auch die meisten Männer haben den Wunsch nach Kindern und Familie, doch das gereicht ihnen beruflich in den wenigsten Fällen zum Nachteil.

Was bedeutet denn »gleich« im Zusammenhang mit Beruf und Karriere? Gleich heißt bekommen und erreichen, was Männer bereits haben. Vielleicht. Meistens beinhaltet diese Definition aber auch die Annahme, dass Frauen, um an diesen Punkt zu gelangen, auch agieren können müssen wie Männer. So macht es natürlich Sinn, dass Millionen deutscher Frauen Tag für Tag die Pille und andere Formen hormoneller Verhütung verwenden, weil eine potenzielle Schwangerschaft, Menstruationsbeschwerden oder das alte Schreckgespenst PMS diesen Zustand von »Gleichheit« gefährden könnten. Auch die Menopause gilt als Risiko für die weibliche Produktivität und damit auch die Karriere. Die Form von Emanzipation, die auf der gefühlten Notwendigkeit basiert, die Unterschiede zwischen Männern und Frauen zu negieren, hat uns an einen Punkt geführt, wo wir zehn bis fünfzehn Jahre Karriere machen, bevor ein Kinderwunsch, so wir ihn in die Tat umsetzen, uns emanzipatorisch weit zurückwirft.

Denn haben Frauen in Deutschland erst einmal Kinder bekommen, greifen strukturelle Benachteiligungen, die wir laut des Gleichstellungsberichtes der Bundesregierung aus diesem Jahr noch immer nicht überwunden haben.[2] So hat die jahrelange Mimikry und pharmakologische Optimierung ihrer Körper am Ende nichts gebracht, weil die Karriere mit der Familiengründung einen Knick macht. Strukturelle Veränderungen des Systems der Erwerbstätigkeit würden bedeuten, dass Frauen zu jedem Zeitpunkt ihres Lebens zur produktiven Teilhabe an diesem System in der Lage wären, ja, dass Schwangerschaft, Geburt und Mutterschaft ebenso als Beitrag zu diesem System begriffen würden wie Erwerbsarbeit, eins zu eins und nicht in Form von staatlichen Almosen.

Diesem Ziel stehen wir im Weg, indem wir versuchen, die besseren Männer zu sein. Ohne Zweifel, alle Kanäle senden genau diese Botschaft, aber der weibliche Zyklus oder Frausein ist nicht *in sich* ein Manko, wir *brauchen keine* pharmakologische Optimierung. Was wir brauchen, ist ein Paradigmenwechsel. Die Erwerbswelt muss, um Charlotte Perkins Gilman weiterzudenken, ein Ort für Menschen sein, nicht für Männer und solche, denen es gelingt, sich wie welche zu geben. Alles andere wäre weder gerecht noch produktiv, denn auch die finanziellen Reibungsverluste, die sich daraus ergeben, dass wir an einem althergebrachten System herumdoktern, statt etwas wirklich Neues zu schaffen, dürften nicht unerheblich sein.

Klingt das irgendwie naiv oder esoterisch? Nun, das könnte daran liegen, dass unsere Gesellschaft in weiten Teilen nach neoliberalen Prinzipien organisiert ist. Revolutionen gehören nicht zum Inventar des Neoliberalismus.

An die Stelle feministischer Bewegungen sind, so die britische Feministin Angela McRobbie, Begriffe wie Ermächtigung und Wahlfreiheit getreten.[3] Freiheit findet innerhalb eines klar umrissenen Raumes statt. Es ist ein kapitalistischer Raum, in dem Leistung und Konsum den Weg in die Freiheit der Einzelnen definieren. So werden strukturelle Ungerechtigkeiten nicht infrage gestellt, stattdessen wird es zur persönlichen Aufgabe und Herausforderung der Einzelnen, innerhalb des bestehenden Systems zu reüssieren. Und es stimmt: Ist eine Frau besonders leistungsstark und konsumkräftig, stehen ihr in unserer Gesellschaft nahezu alle Freiheiten offen, so McRobbie.[4] Allerdings nur so lange sie im Rahmen des oben genannten Systems operiert und in jeder Hinsicht »performt«. Und dazu gehört eben auch, dass sie ihre Reproduktionsorgane unter Kontrolle hat, ihren Zyklus »reguliert« und ein geeignetes Zeitfenster für den Kinderwunsch abpasst, egal ob und wann ihr danach ist.

Die Hormonpräparate, die vermeintlich notwendig sind,

um diese Kontrolle auszuüben, kann sie käuflich erwerben, ebenso wie die Kinderbetreuung, die sie in Anspruch nehmen muss, wenn die staatlichen Angebote nicht ausreichend sind, um die Karriere, die sie sich wünscht, in die Tat umzusetzen. Hat sie all das geleistet, wird sie im besten Fall als leuchtendes Beispiel der Emanzipation gefeiert und so als Symbol einer Gesellschaft, die in punkto Gleichstellung bereits alles erreicht habe, instrumentalisiert.[5]

Begriffe wie Freiheit und Selbstbestimmung betrachten wir in der Regel als objektiv, ultimativ und ewig. Unantastbar. Dennoch sind sie von der jeweiligen Zeit geprägt, in der wir leben. So sehr uns diese Erkenntnis zuwider sein mag, so sehr sind die Begriffe davon abhängig, aus welcher Perspektive wir sie betrachten und in welchem Rahmen sie gebraucht werden. Und je länger bestimmte Akteure in einer Gesellschaft an ihnen herummeißeln, umso mehr kann auch ihre Bedeutung verändert, ja mitunter auf den Kopf gestellt werden.

Der Begriff der Selbstbestimmung in Bezug auf die Körper von Frauen hat in den letzten Jahrzehnten eine solche Umdefinition erfahren und auch das, was wir unter Freiheit verstehen, hat sich in einem globalisierten Wirtschaftssystem geschlechterübergreifend verändert.

Das Anliegen von Frauenrechtlerinnen wie Margaret Sanger bestand darin, Frauen die Möglichkeit zu geben, zu bestimmen, ob und wann sie ein Kind zeugen und zur Welt bringen wollten. Ihre Körper sollten ihnen gehören. Wie wir gesehen haben, hätte es, um das zu erreichen, nicht die Pille gebraucht. Eine erstarkende Frauenbewegung und eine sich immer weiter öffnende Gesellschaft hätten schnell ihr Übriges getan, denn sichere Methoden zur Empfängnisverhütung waren bereits damals erhältlich, möglicherweise hätten wir heute sogar bessere, wenn es die Pille nicht gegeben hätte.

Gefehlt hatte es jahrelang an Wissen und Akzeptanz, wie sich auch daran ablesen lässt, dass mittelständische Familien schon in den dreißiger Jahren keine Schwierigkeiten bei der Geburtenkontrolle hatten. Dennoch muss es einer Frau wie Margaret Sanger natürlich wie die Erfüllung eines lang gehegten Traumes erschienen sein, endlich die Möglichkeit zu haben, diese Selbstbestimmung und Kontrolle mit Hilfe einer einzigen diskreten Pille erreichen zu können.

Ganz besonders vor dem Hintergrund der prüden Gesellschaft, in der sich dieser Kampf um Selbstbestimmung zutrug, stellte die Diskretion, mit der die Pille angewendet werden konnte, ganz sicher den Unique Selling Point, kurz USP dar. Hatte man das Präparat einmal verordnet bekommen, war keinerlei Auseinandersetzung mehr notwendig. Leider spielt dieser USP bis heute eine große Rolle, wenn es um Verhütung geht. Wie die Menstruation sollen wir Frauen die Verhütung am besten hinter verschlossenen Badezimmertüren regeln, der Pillenblister neben dem Zahnputzbecher, die Tampons im Badezimmerschränkchen.

Margaret Sanger war ein Kind ihrer Zeit. Der kollektive Glaube an die Wissenschaft, an ihr Potenzial, das Leben der Menschen zu verbessern, war durch zwei Weltkriege zwar erschüttert, aber keinesfalls gebrochen worden, und die potenziell weitreichenden Folgen hormoneller Behandlung weiblicher Körper konnten Margaret Sanger damals schlichtweg nicht bewusst gewesen sein.

Körperliche Selbstbestimmung nach einer solchen Definition ist, wie wir gesehen haben, mit den unterschiedlichsten Kosten verbunden: gesundheitlichen, die sich bereits heute eindeutig nachweisen lassen, sowie solchen, die unsere Persönlichkeit betreffen und über die wir bislang nur argwöhnen können. Nicht zuletzt gehen auch finanzielle Kosten mit der Verhütung einher. Bis zu 200 Euro geben erwachsene Frauen heutzutage jährlich für hormonelle Verhütung aus, so kommen im Laufe eines Lebens unter Umständen mehrere Tausend Euro zusammen. Selbstbestimmung ist konsumierbar, in jederlei Hinsicht. Sie ist Teil eines wirtschaftlichen Systems, und damit sind nicht allein die Pharmakonzerne gemeint, die ihre Produkte mit so großem Gewinn veräußern können. Laut einer Schätzung des Marktforschungsinstituts IMS Health erzielten die Pharmakonzerne im Jahr 2010 weltweit einen Umsatz von rund 9,3 Milliarden Dollar mit hormoneller Verhütung.[6] Es handelt sich also um ein gigantisches Geschäft, das die Konzerne mit aller Macht vorantreiben.

Das sind unglaubliche Zahlen, und es steht zu vermuten, dass es noch einige Jahre dauern wird, bis sich daran grundlegend etwas ändert. Bis wir dieses Ziel erreicht haben, bleibt uns allerdings eine rationale Herangehensweise: Produkten, die vermarktet werden wie Konsumgüter und dabei solche Gewinne für ihre Erzeuger generieren, sollten wir auch begegnen wie jedem anderen Konsumgut. Da sie ganz unmittelbar unsere Gesundheit betreffen, unter Umständen sogar noch kritischer. Das bedeutet, Kosten und Nutzen abzuwägen und ganz selbstverständlich anzunehmen, dass jede Kommunikation im Zusammenhang mit Produkten auf einem freien Markt weniger unserer Information denn dem Ziel dient, unsere Kaufentscheidung zugunsten des Anbieters zu beeinflussen.

Die berufstätige Frau ist in unserer Gesellschaft keinesfalls mehr unerwünscht, von ein paar wenigen Ewiggestrigen mal abgesehen. Sie ist, wie Angela McRobbie es in *Top Girls* formuliert, leistungsfähig und konsumkräftig. Eine ganze Generation von Frauen zwischen 20 und 30 Jahren arbeitet und konsumiert mit großem Fleiß. Sie »nimmt sich, was sie will«, so verkaufen es uns die Frauenzeitschriften. Nein, nicht ganz, »sie kauft sich, was sie will«, und das ist auch gut so – jedenfalls aus der Sicht der Wirtschaft. So ist eine Welt, in der Frauen die ersten zehn bis fünfzehn Jahre Vollgas im Erwerbsleben geben, reichlich konsumieren und erst mit der Mutterschaft in der zweiten Reihe verschwinden, aus der Perspektive der Wirtschaft durchaus wünschenswert.[7]

Ethische Fallstricke verbergen sich hinter der Argumentation, dass insbesondere junge Frauen mit geringerer Bildung die Pille »brauchen« würden, da sie ansonsten ungewollten Schwangerschaften ausgesetzt seien, denn auch hier greifen wirtschaftliche Interessen viel stärker als das Wohlwollen gegenüber den Frauen und ihrer Selbstbestimmung. Schwangerschaften von Frauen mit geringer Bildung und geringem Einkommen sind unwirtschaftlich, sowohl für den Staat wie auch für die Wirtschaft. Nur Ketzerinnen würden unterstellen, dass staatliche Bemühungen für weitreichende hormonelle Geburtenkontrolle etwas damit zu tun haben könnten.

Selbstverständlich ist es eine Herausforderung, ungewollte Teenagerschwangerschaften zu verhindern, auch und vor allen Dingen im Sinne der Betroffenen – und das ist es im Übrigen schon immer gewesen. Zwei Aspekte sind bemerkenswert: Zum einen wird hier der Weg des geringsten Widerstands gegangen, denn auch umfangreiche, individuelle Aufklärung durch Schulen, Eltern und Ärzte könnte junge Menschen davor bewahren, sich in vielerlei Hinsicht, man denke auch an Geschlechtskrankheiten und HIV, ins Risiko zu begeben.

Wie wäre es beispielsweise mit einem Pflichtbesuch beim Frauenarzt, den es de facto ohnehin schon gibt, da der überwiegende Teil junger Frauen mit dem Einsetzen der Periode zum Frauenarzt geht, um festzustellen, dass »alles in Ordnung« ist. Wie wäre es, wenn da statt der flächendeckenden Verordnung der Pille eine individuelle Verhütungsberatung stattfände, inklusive einer leicht verständlichen, aber auch zeitlich umfangreichen Aufklärung über Sexualität und Fruchtbarkeit? Oder Sexualkundeunterricht, der nicht bereits nach der sechsten Klasse als abgehakt gilt?

Die meisten jungen Frauen, mit denen ich gesprochen habe, haben bemängelt, dass das Thema zu dem Zeitpunkt, wo die Aufklärung stattfinde, noch gar nicht aktuell genug sei, als dass man sich da »irgendwas merken würde«. Den weiblichen Zyklus konnte mir jedenfalls keine meiner jungen Interviewpartnerinnen erklären.

Die Herablassung gegenüber jungen Frauen, die vielleicht nicht über das eigene Bildungsniveau oder intellektuelle Kapazität verfügen, ist dabei eigentlich in sich schon beschämend.

Der zweite wichtige Aspekt besteht darin, dass ja auch die Pille nicht narrensicher ist. Junge Mädchen, egal welcher Bildungsschicht, vergessen die Einnahme, legen ungesundes Essverhalten in Form von Diäten und Ähnlichem an den Tag, sie trinken zu viel Alkohol – ob man sich da in der Nacht zuvor noch übergeben hat, kann schon einmal in Vergessenheit geraten.

Es ist eine risikoreiche Zeit für Teenager – in vielerlei Hinsicht. Wer von uns hat sich damals schon bereitwillig an die Ratschläge von Lehrern, Eltern oder auch Ärzten gehalten? Wenn aber Lehrer und Eltern in allen anderen Lebensbereichen genauso schnell kapituliert hätten, wie Gynäkologen es vor der »Verhütungsfrage« tun, würde unsere Welt sehr anders aussehen.

Wie oft sprechen wir davon, wie negativ der Einfluss der Medien auf die Selbstwahrnehmung junger Frauen sei. Zu »perfekt« die Körper, so unendlich hoch die Ansprüche an das eigene Äußere, kaum ein junges Mädchen mag sich wirklich leiden. Die Oberschenkel zu dick, der Busen zu klein, die Liste ist lang. Sie wird öffentlich geführt, junge Mädchen klagen über ihre Figur und preisen Magermodels, sie posten grausige Bilder von ThighGaps und DIN-A4-Challenges auf Instagram.

Im besten Fall gibt es dann Eltern, Lehrer und Medien, die an dieser Stelle intervenieren, ihnen deutlich machen, dass ihre Körper so, wie sie sind, ganz und gar in Ordnung sind. Mit dem, was sich unterhalb des Bauchnabels abspielt, gehen viele Mädchen und junge Frauen ähnlich hart ins Gericht wie mit den Oberschenkeln oder dem Busen, doch der affirmative Dialog mit Geschlechts- und Fortpflanzungsorganen findet kaum öffentlich statt. Ein Gefühl dafür, was es – jenseits von Konsumgütern wie Klamotten, Schminke und Nagellack, ja auch Tampons – eigentlich genau bedeutet, eine Frau zu sein, bekommen die wenigsten vermittelt.

Die bislang dominanteste affirmative Kommunikation, die anspricht, was unterhalb des Bauchnabels geschieht, kommt tatsächlich von den Pharmaunternehmen, die mit Verve und von einem bunten Layout umrahmt, von allem sprechen, was sonst als eklig gilt. So gelingt es, Mythen wie den des unregelmäßigen Zyklus zu platzieren und jungen Mädchen ganz nebenbei ein Gefühl der Ermächtigung zu verkaufen. Dass hormonelle Verhütung den Zyklus nicht reguliert, sondern komplett lahmlegt, bleibt ein wohlgehütetes Geheimnis, und die monatliche Blutung wird als symbolisches Zugeständnis an eine Idee von biologischer Weiblichkeit aufrechterhalten.

So groß ist das Unwissen, dass mehrere Frauen mir gegenüber erwähnten, dass sie die Pille nicht weiter genommen hätten, wenn die monatliche Blutung ganz ausgeblieben wäre, weil sie das für einen zu großen Eingriff gehalten hätten. Einen Eingriff in was eigentlich? Der Zyklus liegt ja unter Pille ohnehin bereits auf Eis. Das aber wissen eben die wenigsten. Trotzdem scheint in diesem Festhalten an der Blutung ein diffuses Gefühl für ein Frausein zu stecken, dem, weil es so wenig zum öffentlichen Diskurs gehört, ein klarer Umriss fehlt.

Abstruse Mythen über den weiblichen Körper kursieren teilweise bis in den Biologieunterricht hinein. Die Hamburger Frauenstiftung filia hat erst kürzlich die Produktion einer Broschüre zum Thema Jungfernhäutchen des Kölner Vereins IFMGZ HOLLA gesponsert, denn auch dieser Aspekt von Weiblichkeit – also die Jungfräulichkeit – ist ein Bereich, der von Missverständnissen und Mythen geprägt ist.[8] So wird selbst im Biologieunterricht immer noch vom Jungfernhäutchen gesprochen, obwohl es als solches gar nicht existiert.

Da, wo wir das sogenannte Jungfernhäutchen wähnen, befindet sich ein Ring aus Schleimhaut, der keinesfalls verschlossen ist – das wäre anatomisch widersinnig, da beispielsweise die Menstruation nicht stattfinden könnte. Die Idee des Jungfernhäutchens vermittelt eine Vorstellung des weiblichen Körpers als quasi versiegelt, was in keiner Form den Tatsachen entspricht.

Die sogenannte vaginale Corona bleibt bei allen Frauen ein Leben lang intakt, wird sie in irgendeiner Form verletzt, verheilt sie narbenfrei, selbst eine Geburt kann ihr nichts anhaben. So kann also kein Frauenarzt der Welt feststellen, ob eine Frau bereits Geschlechtsverkehr hatte oder nicht, was auch erklärt, warum so viele Frauen beim »ersten Mal« nicht bluten. Das Jungfernhäutchen sei halt bereits beim Sport oder durch einen Tampon gerissen, hören sie dann, so hartnäckig ist der Mythos teilweise sogar in den Köpfen von Frauenärzten verankert.

Die Idee des Jungfernhäutchens war natürlich zu jeder Zeit ein geeignetes Instrument, um Frauen zu vermitteln, dass ihre Körper kontrollierbar, ja lesbar sind. Auch hier wird körperliche und sexuelle Selbstbestimmung über Diskurse kontrolliert, auch hier wird aus den Ängsten junger Frauen ein Geschäft gemacht, denn Frauenkliniken verdienen zwischen 1000 und 2500 Euro an einer sogenannten Hymen-Rekonstruktion, bei der Teile der vaginalen Corona zusammengenäht werden – in einer Form, wie es in der Natur nicht vorgesehen ist.[9] Diskurse machen Körper. Wörter erschaffen Wahrheit. Die Grenzen unserer Sprache sind die Grenzen unserer Welt und unseres Verständnisses von ihr.

Wir sollten reden. Denn zu begreifen, wozu der weibliche Körper in der Lage ist, dass alles, was im Laufe unseres Lebens mit ihm geschieht, einer faszinierenden Logik folgt, kann dann auch helfen, das Verhältnis junger Frauen zu ihren Körpern liebevoller zu gestalten. Ein Indiz dafür, dass eine solche Strategie Erfolg versprechen könnte, finde ich in meinem persönlichen Umfeld. Frauen, die bereits Kinder zur Welt gebracht haben, berichten mir von einem insgesamt wohlwollenderen Blick auf den eigenen Körper, ganz speziell in Bezug auf die Menstruation und die eigenen Geschlechtsorgane. Plötzlich hat das alles einen Sinn. Man fühle sich ein bisschen wie Wonderwoman, sagte eine Freundin und meint damit, dass die, ja, sagen wir das ruhig mal so: Potenz des eigenen Körpers spürbar wird. Man kann sich darüber auch bewusst werden, ohne je ein Kind auf die Welt gebracht zu haben. Der menschliche Körper, sei er nun männlich oder weiblich, kann Unglaubliches vollbringen, ganz ohne Selbstoptimierung und Kontrolle.

»Aber die Pille war so eine große Befreiung für die Frauen«, diesen Satz höre ich insbesondere von älteren Frauen immer wieder. Lesen wir genau: Sie *war* eine Befreiung, daran ist nichts zu deuteln, doch ein Körper, der in vielerlei Hinsicht chemisch manipuliert wird und nicht unerheblichen, teilweise nicht einmal absehbaren gesundheitlichen Risiken ausgesetzt ist, ist nach meinem Verständnis nicht als selbstbestimmt zu betrachten. Und auch eine *Entscheidung*, die ohne Wissen um Risiken und Möglichkeiten getroffen wird, darf man im Grunde genommen gar nicht als eine solche bezeichnen. Auch Dr. Jutta Pliefke von Pro Familia bemängelte in unserem Gespräch, dass die meisten Frauenärzte es versäumen, den Frauen einen Überblick über die Möglichkeiten zu verschaffen, bevor sie die Pille verschreiben.

Darüber hinaus bleibt festzustellen, dass die Pille uns in eine neue Form der Abhängigkeit geführt hat. So haben nicht nur junge Frauen Schwierigkeiten, die fruchtbaren Tage eines natürlichen Zyklus zu benennen. Das Wissen um den eigenen Körper ist in Zeiten der Pille obsolet geworden, und obwohl es ein Leichtes wäre, sich dieses Wissen anzueignen, stehen die meisten Frauen zunächst einmal vor der Situation, dass sie nur mit hormonellen Methoden sicher zu verhüten wissen.

Ich habe zu Beginn dieses Buches Descartes zitiert.[10] Denken wir seinen Ansatz zu Ende, erkennen wir, dass die Herrschaft über die Natur ihren Gipfel in der Herrschaft über uns selbst findet. Im Angesicht der Tatsache, dass diese Herrschaft über unsere Körper sich immer komplexerer Methoden und der unterschiedlichsten Akteure bedient, gelangen wir bald zu Foucault, der diese Unterwerfung als Zweck und Gegenstand gesellschaftlicher Strukturen begreift.[11]

Von Descartes' nachvollziehbarer Faszination angesichts der Möglichkeiten der Wissenschaft, das Leben des Einzelnen zu verbessern, sind wir an einen Punkt gelangt, wo in der pharmakologischen Manipulation nicht mehr bloß das Glück des Einzelnen eine Rolle spielt, sondern vor allen Dingen ein neoliberaler Produktivitätsgedanke an die Einzelne herangetragen wird.

Wo für Descartes die Gesundheit das höchste Gut war,

ist es heute die Produktivität des Individuums[12], und da Gesundheit und die Produktivität sich nicht unmittelbar proportional zueinander verhalten, ist Raubbau an der Gesundheit des Einzelnen im Dienste der Produktivität an der Tagesordnung, nicht nur, wenn es um die Verhütung geht. Die Kontrolle über unsere Körper überlassen wir dabei anderen Instanzen, die diese Aufgabe ein Leben lang ausfüllen und, wie wir gesehen haben, nicht zwingend unser Wohl im Sinn haben.

Bleibt die Annahme, die Pille ermögliche Frauen einen selbstbestimmten Umgang mit der eigenen Sexualität. Auch sexuelle Freiheit definieren wir gegen das, was wir bei Männern als sexuell befreit ansehen. Worin genau besteht diese Selbstbestimmung, von der immer alle reden? Sex, wann, wo, wie oft und mit wem man will?

Nun, wo, mit wem und wie oft können wir ganz unabhängig von der Pille Sex haben, weil sich gesellschaftliche Konventionen und Kontrollmechanismen gelockert haben (dass Frauen, die gern und viel Sex haben tatsächlich noch immer als Schlampen gelten, steht auf einem anderen Blatt). Uns stehen dafür die Kupferspirale, das Kondom und andere Barrieremethoden zur Verfügung. Vielleicht müssen wir auch gerade gar nicht verhüten, weil wir wissen, dass unser Eisprung bereits stattgefunden hat, wobei natürlich nur ein Kondom Sicherheit für unsere Gesundheit bieten kann.

Eine andere Frage ist, wann genau wir den Sex eigentlich wollen und welche Ideologien auch in diesem Bereich auf uns einwirken. Angela McRobbie beschreibt in *Top Girls* den Typ der »phallischen Frau«. Meistens unter dreißig, lebt sie Sex so wie Männer es vermeintlich tun. Hedonistisch, egoistisch und sorglos. Diese Art von Sex wird zu einer Art Statussymbol, er hat ein großes Identifikationspotenzial, weil er eine Form von Macht suggeriert, die bislang nur Männern zugestanden war.[13] Die Frage bleibt natürlich, ob diese Form von Macht, die ja in sich ein Teil eines unterdrückenden Geschlechterverhältnisses war, zu irgendetwas anderem taugt als zum »Payback«. Nach der Devise: Das können wir auch! Na und?

So können Geschlechterverhältnisse zwar temporär umgekehrt werden, aber ob das, was dabei herauskommt, individuelles Glück und endlose Orgasmen sind, bleibt dahingestellt, denn die meisten Menschen – Männer wie Frauen – wünschen sich am Ende doch etwas anderes als diese Art von betrunkenem und vermeintlich entfesseltem College-Sex, der ja ohnehin besser mit Kondom praktiziert werden sollte.

Darüber hinaus erleben viele Frauen regelmäßig Situationen, in denen Männer das Kondom weglassen möchten, auch weil die Pille und andere hormonelle Verhütungsmethoden zur Selbstverständlichkeit geworden sind, und gerade in jüngeren Jahren lassen sich viele dazu breitschlagen – aus Angst, sonst nicht mehr gemocht zu werden. Eine junge Amerikanerin berichtete mir, sie habe viele Freundinnen, die sich oft haben »überreden« lassen, was für einige dieser Frauen in eine Schleife von Selbsthass und auch zur Übertragung einer Reihe Krankheiten wie Genitalherpes geführt habe.

Aus eigener Erfahrung kann ich berichten, dass es kaum ein besseres Argument für ein Kondom gibt, als die Möglichkeit einer Schwangerschaft, denn obwohl Kinder noch immer von Frauen ausgetragen werden, hat sich doch einiges verändert. Männer müssen beispielsweise auch für uneheliche Kinder finanziell aufkommen. Darüber hinaus scheint die Entscheidung für ein Kind und die Frage, mit wem man es haben möchte, auch für Männer eine immer größere Rolle zu spielen. Ein Kind, daran besteht kein Zweifel, ist eine Lebensentscheidung, und zwar nicht mehr nur für die Frau, die es austrägt. Im besten Fall ist es eine Herzensentscheidung für alle Beteiligten.

Wo wir Familienplanung, Erwerbsarbeit und Sex nicht mehr länger als einen Kampf der Geschlechter leben, sondern als Teil eines glücklichen Lebens jeden Tag neu verhandeln, gibt es keinen Anlass, auf Gleichheit zu beharren, denn Gleichberechtigung ist bereits ein ehrgeiziges und doch erreichbares und mehr als erstrebenswertes Ziel. Freiheit und Selbstbestimmung können nur dort stattfinden, wo Wissen ist und Dialog stattfindet.

# BIBLIOGRAPHIE

## Bücher

Asbell, Bernhard: *Die Pille und wie sie die Welt veränderte*, München 1996.

Beets, Gijs / Schippers, Joop / te Velde, Egbert R. (Hg): *The Future of Mother-hood in Western Societies; Late Fertility and its Consequences*, Dordrecht 2011.

Blech, Jörg: *Die Krankheitserfinder; Wie wir zu Patienten gemacht werden*, Frankfurt 2014.

Descartes, René: *Abhandlung über die Methode richtig zu denken und die Wahr-heit in den Wissenschaften zu suchen*, Berlin 1870.

Foucault, Michel: *Überwachen und Strafen. Die Geburt des Gefängnisses*, Berlin 2016.

Foucault, Michel: *Der Wille zum Wissen. Sexualität und Wahrheit*, Frankfurt 1987.

Horn, Florian u. a.: *Biochemie des Menschen. Das Lehrbuch für das Medizin-studium*, 2. Aufl., Stuttgart 2002/2003.

Jütte, Robert: *Lust ohne Last. Geschichte der Empfängnisverhütung von der Anti-ke bis zur Gegenwart*, München 2003.

Klinke, Rainer / Silbernagel, Stefan (Hg.): *Lehrbuch der Physiologie*, Stuttgart 1996.

McRobbie, Angela: *Top Girls, Feminismus und der Aufstieg des neoliberalen Ge-schlechterregimes*, Wiesbaden 2010.

Metz-Becker, Marita (Hg.): *Wenn Liebe ohne Folgen bliebe. Zur Kulturgeschichte der Verhütung*, Kromsdorf/Weimar 2006.

Perkins Gilman, Charlotte: *The Man-made World: Or, Our Androcentric Culture*, New York 1911.

Preciado, Paul B.: *Testo Junkie. Sex, Drogen und Biopolitik in der Ära der Pharmapornografie*, Berlin 2016.

Staupe, Gisela/Vieth, Lisa (Hg.): *Die Pille. Von der Lust und von der Liebe*, Berlin 1998.

Steinbacher, Sybille: *Wie der Sex nach Deutschland kam. Der Kampf um Sittlichkeit und Anstand in der frühen Bundesrepublik*, München 2011.

Struck, Dorothee: *Verhüten ohne Hormone. Alternativen zu Pille und Co.*, Wiggensbach 2015.

Tone, Andrea: *Devices and Desires. A History of Contraceptives in America*, New York 2002.

Uhl, Bernhard: *Gynäkologie und Geburtshilfe compact*, 5. Aufl., Stuttgart 2013.

Walter, Caroline/Kobylinski, Alexander: *Patient im Visier. Die neue Strategie der Pharmaindustrie*, Frankfurt 2011.

Wegner, Katrin: *Die Pille und ich. Vom Symbol der sexuellen Befreiung zur Lifestyle-Droge*, München 2015.

## Studien und wissenschaftliche Artikel

Frank-Hermann, Petra u. a.: *The effectiveness of a fertility awareness based method to avoid pregnancy in relation to a couple's sexual behaviour during the fertile time: a prospective longitudinal study*, in: Human Reproduction, 2007.

Hayes, Jennifer u. a.: *Effects of Estrogen plus Progestin on Health-Related Quality of Life*, in: The New England Journal of Medicine, 2003.

Henderson, John: *Ernest Starling and ›Hormones‹: an historical commentary*, in: Journal of Endokrinology, 2005.

Manson, JoAnn E. u.a.: *Menopausal Hormone Therapy and Health Outcomes During the Intervention and Extended Poststopping Phases of the Women's Health Initiative Randomized Trials*, in: JAMA, Vol. 310, Nr. 13.

Matthiesen, Silja: *Wenn Verhütung scheitert – Qualitative und quantitative Analysen zu Verhütungspannen bei Jugendlichen*, in: Zeitung für Sexualforschung, 21 (1), 2008.

Panzer, Claudia u.a.: *Impact of Oral Contraceptives on Sex Hormone-Binding Globulin and Androgen Levels: A Retrospective Study in Women with Sexual Dysfunction*, in: The Journal of Sexual Medicine, 2006.

Schott, Gisela u.a.: *Finanzierung von Arzneimittelstudien durch pharmazeutische Unternehmen und die Folgen*, 2010.

Siegel Watkins, Elizabeth: *How the Pill Became a Lifestyle Drug; The Pharmaceutical Industry and Birth Control in the United States Since 1960*, in: Public Health Then and Now, 2012.

Writing Group for the Women's Health Initiative Investigators: *Oestrogen plus progestin increased coronary heartdisease and breast cancer in postmenopausal women*, in: Evidence based nursing journal, 20/2003.

Zethraeus, Niklas u.a.: *A first-choice combined oral contraceptive influences general well-being in healthy women: a double-blind, randomized, placebo-controlled trial*, in: Fertility and Sterility, April 2017.

Zethraeus, Niklas u.a.: *Combined Oral Contraceptives and Sexual Function in Women – a Double-Blind, Randomized, Placebo-Controlled Trial*, in: The Journal of Clinical Endocrinology & Metabolism, August 2016.

## Quellen online

https://www.tk.de/centaurus/servlet/contentblob/771128/Datei/2793/Pillenreport-2015.pdf (zuletzt abgerufen am 12.9.2017).

http://www.gleichstellungsbericht.de/gutachten2gleichstellungsbericht.pdf (zuletzt abgerufen am 12.9.2017).

http://publikationen.sexualaufklaerung.de/index.php?docid=4038 (zuletzt abgerufen am 12. 9. 2017).

https://www.gesetze-im-internet.de/heilmwerbg/BJNR006049965.html (zuletzt abgerufen am 6. 7. 2017).

https://www.profamilia.de/erwachsene/verhuetung/koitus-interruptus.html (zuletzt abgerufen am 28. 6. 2017)

http://www.vzhh.de/gesundheit/478327/frauenaerzte-schlecht-beraten-in-sachen-verhuetung.aspx (zuletzt abgerufen am 9. 7. 2017).

http://www.stern.de/tv/stern-tv-zur-antibabypille--thrombose--und-emboliegefahr-fuer-junge-frauen-6545780.html (zuletzt abgerufen am 9. 7. 2017).

Konferenz der Hormone, Spiegel, 22/72 http://www.spiegel.de/spiegel/print/d-42944714.html (zuletzt abgerufen am 6. 7. 2017)

https://www.arznei-telegramm.de/register/H9711MM.pdf (zuletzt abgerufen am 12. 9. 2017).

https://www.youtube.com/watch?v=cV16wR1rvio (zuletzt abgerufen 12. 9. 2017).

http://www.spiegel.de/spiegel/print/d-79303843.html (zuletzt abgerufen am 9. 7. 2017).

http://www.spiegel.de/wissenschaft/medizin/medizin-skandal-us-pharmafirma-liess-geschoente-studien-von-ghostwritern-schreiben-a-640613.html (zuletzt abgerufen am 9. 7. 2017).

http://www.spiegel.de/spiegel/print/d-79303843.html (zuletzt abgerufen am 9. 7. 2017).

http://www.handelsblatt.com/unternehmen/industrie/anti-baby-pille-der-siegeszug-eines-medikaments/3522452.html (zuletzt abgerufen am 12. 9. 2017).

# APPENDIX

## Unabhängige Informationsquellen und Beratungsstellen

### Bundeszentrale für gesundheitliche Aufklärung

Die BZgA bietet wissenschaftlich fundierte Informationen zu Schwangerschaft und Geburt, Kinderwunsch, Verhütung und steht auch zur Beratung zur Verfügung.

http://www.familienplanung.de/verhuetung/verhuetungsmethoden

Auch speziell für Jugendliche bietet das BZgA Informationen. Auf loveline.de findet sich alles über Liebe, Partnerschaft, Sexualität und Verhütung. Infomaterial kann direkt von der Website aus heruntergeladen werden.

http://www.loveline.de

### Institut für Qualität und Wirtschaftlichkeit im Gesundheitswesen

Das Institut für Qualität und Wirtschaftlichkeit im Gesundheitswesen (IQWiG) ist ein unabhängiges wissenschaftliches Institut, das den medizinischen Nutzen, die Qualität und die Wirtschaftlichkeit medizinischer Leistungen analysiert. Das IQWiG wurde im Zusammenhang mit der Gesundheitsreform im Jahr 2004 ins Leben gerufen, es wird durch die gesetzlichen Krankenkassen finanziert. Neben der Überprüfung von Qualität und Wirtschaftlichkeit medizinischer Therapien und Arzneimitteln, besteht der gesetzliche Auftrag des Instituts darin, Bürgerinnen und Bürgern evidenzbasierte Gesundheitsinformationen zur Verfügung zu stellen. Die Grundlage der durch das Institut erstellten Patienteninformationen ist die Auswertung wissenschaftlicher Studien.

www.gesundheitsinformation.de

## Unabhängige Patientenberatung Deutschland

Die UPD hat den gesetzlichen Auftrag, Patienten in gesundheitlichen und gesundheitsrechtlichen Fragen unabhängig zu beraten. Der Service wird online, telefonisch, aber auch persönlich in Beratungsstellen angeboten.

https://www.patientenberatung.de/de

## BUKO-Pharmakampagne

Seit fast vierzig Jahren engagiert sich die BUKO-Pharmakampagne für mehr Transparenz im Geschäft mit Arzneimitteln, sowohl in Deutschland als auch weltweit. Auf der Webseite sind Publikationen über die Werbestrategien der Pharmaindustrie und vieles mehr zu finden. Darüber hinaus ist BUKO Mitherausgeber des Magazins *Gute Pillen, schlechte Pillen*. Auch hier steht der Verbraucherschutz, also der Schutz der Patienten im Vordergrund. Die Redaktion besteht aus Ärzten, Apothekern, Gesundheitswissenschaftlern, anderen Naturwissenschaftlern sowie Soziologen. Die Informationen sind industrieunabhängig und die Artikel für Laien verständlich geschrieben. Auch zum Thema Empfängnisverhütung sind bereits eine ganze Reihe Artikel abrufbar.

http://www.bukopharma.de

Publikation der BUKO zu manipulativem Marketing:

Schöne neue Pharmawelt; Arzneimittelwerbung und Desinformation in Nord und Süd

http://www.bukopharma.de/uploads/file/Pharma-Brief/2010_01_spezial.pdf

*Gute Pillen, schlechte Pillen*
http://gutepillen-schlechtepillen.de


## Pillenchecker

Pillenchecker.de bietet für Jugendliche geeignete Informationen zum Thema Pharmaindustrie und Medikamente. Auf der Webseite kann außerdem eine Anleitung abgerufen werden, wie Patienteninformationen Online gelesen werden sollten, um sicherzustellen, dass es sich nicht um manipulative Kommunikation handelt.

http://www.pillen-checker.de/uploads/files/Wie%20finde%20ich%20verlaessliche%20Gesundheitsinformationen%20im%20Internet.pdf


## Die Discern-Methode

Die Discern Methode wurde von Ärzten, Wissenschaftsjournalisten und Patientenvertretern in Zusammenarbeit mit der britischen Gesundheitsbehörde (NHS) entwickelt. Das Discern-Instrument ist eine Art Fragenkatalog, der helfen soll, die Qualität und Ausgewogenheit medizinischer Informationen auch als Laie bewerten zu können. Es ist kostenlos und auch online abrufbar.

http://www.discern.de/

http://www.discern.de/instrument.htm

## Arznei-Telegramm

Das Arznei-Telegramm richtet sich seit fast 50 Jahren vor allen Dingen an medizinisches Fachpersonal, also Ärzte, Apotheker und Co, um ihnen unabhängige und von finanziellen Interessen freie Informationen zur Verfügung zu stellen.

https://www.arznei-telegramm.de/

## Correkt!v

Bei Correktiv handelt es sich um ein gemeinnütziges, unabhängiges Recherchezentrum. Investigative Journalisten recherchieren in allen Bereichen, die unsere Demokratie betreffen. Unter anderem auch im Hinblick auf die Pharmaindustrie. Im Rahmen ihrer Kampagne Euros für Ärzte haben sie tiefgreifende Recherchen zu den Verbindungen der Pharmaindustrie mit dem medizinischen Betrieb angestellt und eine Datenbank ins Leben gerufen, in der Ärzte finanzielle Zuwendungen, die sie von der Industrie erhalten haben, eintragen können. Bisher ist in dieser Datenbank leider nur jeder vierte Arzt registriert. Ein neues Feature in der Datenbank ist die Suche nach 0-Euro-Ärzten, die sich explizit eingetragen haben, um zu zeigen, dass sie keinerlei Zuwendungen erhalten.

https://correctiv.org/recherchen/euros-fuer-aerzte/

## Pro Familia

Pro familia bietet bereits online unabhängige Informationen zum Thema Verhütung und Sexualität, sowohl für Erwachsene als auch für Jugendliche. Darüber hinaus existieren bundesweit etwa 200 Beratungsstellen, in denen der Verein Informationsveranstaltungen für Jugendliche organisiert, aber auch individuelle Beratung anbietet. Es kann sich aber auch jede erwachsene Frau zum Thema Verhütung beraten lassen und wird eine ausgewogene, ausführliche Darstellung von Risiken und Mehrwerten bekommen. Auch hier kann Informationsmaterial bestellt oder direkt heruntergeladen werden.

http://www.profamilia.de

# Bücher

## Risiken und Mehrwerte hormoneller Verhütung und neue Perspektiven auf den weiblichen Zyklus und weibliche Sexualität

Bergner, Daniel: *Die versteckte Lust der Frauen: Ein Forschungsbericht*, München 2014.

Davis, Elizabeth: *Muster der Sinnlichkeit; Die Zyklen weiblicher Sexualität*, Frankfurt 2016.

Henry, Clara: *Ja, ich habe meine Tage, so what?*, Weinheim 2016.

Northrup, Christiane: *Frauenkörper, Frauenweisheit. Wie Frauen ihre ursprüngliche Fähigkeit zur Selbstheilung wiederentdecken können*, München 2010.

Ohl, Sabeth / Dignös, Eva: *Die Zyklus Strategie. Weibliche Potenziale erkennen & Tag für Tag nutzen*. München 2015.

Stömer, Luisa / Wünsch, Eva: *Ebbe&Blut. Alles über die Gezeiten des weiblichen Zyklus*, Minden 2017.

Struck, Dorothea: *Verhüten ohne Hormone. Alternativen zu Pille und Co.*, Wiggensbach 2015.

Wegner, Katrin: *Die Pille und ich. Vom Symbol der sexuellen Befreiung zur Lifestyle-Droge*, München 2015.

### Kleiner Finger, ganze Hand –
### eine kleine Auswahl aktueller feministischer Sachbücher

McRobbie, Angela: *Top Girls, Feminismus und der Aufstieg des neoliberalen Geschlechterregimes*, Wiesbaden 2010.

Penny, Laurie: *Unsagbare Dinge: Sex, Lügen und Revolution*, Hamburg 2015.

Stokowski, Margarete: *Untenrum frei*, Reinbek 2016.

Zeisler, Andi: *Wir waren doch mal Feministinnen: Vom Riot Grrrl zum Covergirl – Der Ausverkauf einer politischen Bewegung*, Zürich 2016.

# DANKSAGUNG

Zu diesem Buch bin ich ein wenig gekommen wie die Jungfrau zum Kinde (forgive the pun). Umso glücklicher bin ich, dass es entstanden ist. Dafür danken möchte ich vor allen Dingen dem Hoffmann und Campe Verlag, allen voran Birgit Schmitz, die dieses Projekt mit so viel Verve betreut und ein wunderbares Lektorat gemacht hat. Ich bedanke mich auch bei allen Mitarbeiterinnen und Mitarbeitern des Verlages, die dieses Projekt mit so großem Enthusiasmus unterstützt haben. Nicht zuletzt gilt mein Dank auch Daniel Kampa, der auf den Gedanken kam, dass aus einem Artikel ein Buch werden könnte.

Das Buch hätte allerdings auch ohne die Experten, die mir ihre Zeit geschenkt haben, nicht entstehen können. Herzlich möchte ich mich bei Prof. Ingrid Mühlhauser von der Universität Hamburg bedanken, die sich mit mir über die Kommunikation und Patienteninformation im Zusammenhang mit Arzneimitteln unterhalten und mir in vielerlei Hinsicht die Augen geöffnet hat. Auch Prof. Janek Lobmaier von der Universität Bern, der mir seine Einschätzung zu den potenziellen psychologischen Implikationen hormoneller

Interventionen mit dem Zweck der Verhütung gegeben hat, möchte ich ganz herzlich für seine spontane Bereitschaft zu diesem sehr aufschlussreichen Gespräch danken. Frau Dr. med. Jutta Pliefke von der Pro-Familia-Beratungsstelle hat mir in unserem Gespräch einen wertvollen Einblick in die Theorie und Praxis der Verhütungsberatung geben können und mir vor allen Dingen geholfen, einige Mythen im Zusammenhang mit alternativen Verhütungsmethoden zu erkennen. Ich möchte mich auch bei jenen Wissenschaftlern bedanken, die mir ihre Arbeiten zur Verfügung gestellt haben, darunter Angelica Lindén Hirschberg vom Universitätsklinikum Stockholm, Claudia Panzer, die an der Studie zu dauerhaft gesenkten Testosteronspiegeln bei Anwenderinnen hormoneller Kontrazeption der Universität Boston beteiligt war, und Petra Frank-Hermann von der Universität Heidelberg. Die Frauenstiftung filia hat mich unterstützt, indem sie den Kontakt zu einigen jungen Frauen aus dem Mädchenbeirat der Stiftung hergestellt hat, mit denen ich über ihre persönlichen Erfahrungen mit hormoneller Verhütung, aber auch über Körperdiskurse und blinde Schamflecken habe sprechen dürfen. Vielen Dank, Ihr Lieben, vielen Dank Mona Taghavi für die Organisation! Darüber hinaus haben sich unzählige andere Frauen und Männer jeden Alters in mehr oder weniger spontanen Gesprächen meinen Fragen gestellt und über ihre Gefühle, Ängste, Sorgen und Überzeugungen gesprochen. Ganz besonders hervorgehoben seien dabei Franziska, Linda, Anna Pia, Julia F., Behzad, Rob,

Delphine, Lina, Anne, Julia H., Marta, Sarah, Julia S., Frau Prof. Boesenberg und so viele mehr, die mich angesprochen, mir zugehört und mir ihre Aufmerksamkeit und ihr Vertrauen geschenkt haben.

Besonderer Dank gebührt auch meinen ersten Lesern und Beratern: meiner Freundin Dr. med Julia Fischer, Gregor Eisenhauer, Robert Bruch, Rob Wiechern, Heike Seegers-Ammermann, Omri Boehm, meinem Vater Achim Kray (sowieso immer und für alles) und meiner Agentin Andrea Wildgruber. Und weil Bücher sich nicht ohne das nötige seelische Gleichgewicht und den einen oder anderen Notfalleinsatz schreiben lassen, sei auch in diesem Zusammenhang noch einmal der Einsatz der beiden Robs hervorgehoben, die zu jeder Tages- und Nachtzeit für mich in den Startlöchern gestanden haben. Danke für Eure Freundschaft.

# ENDNOTEN

## Botschafter auf Abwegen

1 Henderson, John: *Ernest Starling and ›Hormones‹: an historical commentary*, in: Journal of Endokrinology, 184 (2005), S. 8.

2 Horn, Florian, u. a., *Biochemie des Menschen. Das Lehrbuch für das Medizinstudium*, Stuttgart 2002/2003, S. 400 ff.

3 Preciado, Paul B., *Testo Junkie*, Berlin 2016, S. 169 f.

4 Sieg, Sabine, *Anovlar – die erste europäische Pille. Zur Geschichte eines Medikaments*, in: *Die Pille. Von der Lust und von der Liebe*, Staupe, Gisela und Vieth, Lisa (Hg.), S. 133.

5 Horn, Florian, u. a., *Biochemie des Menschen. Das Lehrbuch für das Medizinstudium*, Stuttgart 2002/2003, S. 402 f.

6 Werden gleich zwei reife Eier freigesetzt, was hin und wieder vorkommt, kann es zu einer Schwangerschaft mit zweieiigen Zwillingen kommen.

7 Gestagene sind die sogenannten Schwangerschaftshormone, der Begriff kommt vom lateinischen gestatio, was so viel wie Tragen bedeutet.

8 Klinke, Rainer / Silbernagel, Stefan (Hg.), *Lehrbuch der Physiologie*, Stuttgart 1996, S. 494.

9 Uhl, Bernhard, *Gynäkologie und Geburtshilfe compact*, Stuttgart 2013, S. 572.

10 https://www.tk.de, https://www.tk.de/centaurus/servlet/
contentblob/771128/Datei/2793/Pillenreport-2015.pdf, S. 21
(zuletzt abgerufen am 9. 8. 2017).

11 Wer sich schon einmal den Beipackzettel einer Antibabypille oder
eines vergleichbaren hormonellen Kontrazeptivums angesehen hat,
erkennt sofort, dass diese Liste nicht vollständig ist, aber wir wollen
uns an dieser Stelle auf diese Nebenwirkungen beschränken, weil wir
sonst den Rahmen dieses Buches sprengen würden.

12 Preciado, Paul B., *Testo Junkie*, Berlin 2016, S. 172.

13 Panzer, Claudia, u. a., *Impact of Oral Contraceptives on Sex Hormone-
Binding Globulin and Androgen Levels: A Retrospective Study in Women
with Sexual Dysfunction*, in: The Journal of Sexual Medicine 3/2006,
S. 105.

14 Preciado, Paul B., *Testo Junkie*, Berlin 2016, S. 235 f.

15 Panzer, Claudia, u. a., *Impact of Oral Contraceptives on Sex Hormone-
Binding Globulin and Androgen Levels: A Retrospective Study in Women
with Sexual Dysfunction*, in: The Journal of Sexual Medicine 3/2006,
S. 108.

16 Wegner, Katrin, *Die Pille und ich. Vom Symbol der sexuellen Befreiung zur
Lifestyle-Droge*, München 2015, S. 127.

17 Zethraeus, Niklas, u. a., A *first-choice combined oral contraceptive
influences general well-being in healthy women: a double blind, randomized,
placebo-controlled trial*, in: Fertility and Sterility, May 2017/107 (05), S. 5.

18 Zethraeus, Niklas, u. a., *Combined Oral Contraceptives and Sexual Function
in Women – a Double-Blind, Randomized, Placebo- Controlled Trial*, in: The
Journal of Clinical Endocrinology & Metabolism, November 2016/101
(11), S. 4048.

19 Zethraeus, Niklas, u. a., A *first-choice combined oral contraceptive
influences general well-being in healthy women: a double-blind, randomized,
placebo-controlled trial*, in: Fertility and Sterility, May 2017/107 (05), S. 6.

20 Zethraeus, Niklas, u. a., *A first-choice combined oral contraceptive influences general well-being in healthy women: a double-blind, randomized, placebo-controlled trial*, in: Fertility and Sterility, May 2017/107 (05), S. 5 f.

21 Horn, Florian, u. a., *Biochemie des Menschen. Das Lehrbuch für das Medizinstudium*, Stuttgart 2002/2003, S. 428.

22 Zethraeus, Niklas, u. a., *A first-choice combined oral contraceptive influences general well-being in healthy women: a double-blind, randomized, placebo-controlled trial*, in: Fertility and Sterility, May 2017/107 (05), S. 6.

23 Panzer, Claudia, u. a., *Impact of Oral Contraceptives on Sex Hormone-Binding Globulin and Androgen Levels: A Retrospective Study in Women with Sexual Dysfunction*, in: The Journal of Sexual Medicine 3/2006, S. 109.

24 Panzer, Claudia, u. a., *Impact of Oral Contraceptives on Sex Hormone-Binding Globulin and Androgen Levels: A Retrospective Study in Women with Sexual Dysfunction*, in: The Journal of Sexual Medicine 3/2006, S. 109.

25 Uhl, Bernhard, *Gynäkologie und Geburtshilfe compact*, Stuttgart 2013, S. 572.

26 Unter Menarche versteht man die erste Regelblutung einer Frau.

## Wissen ist Macht

1 *Papyrus Ebers*, zitiert in: Jütte, Robert, *Lust ohne Last*, München 2003, S. 56.

2 Jütte, Robert, *Lust ohne Last*, München 2003, S. 33 f.

3 Jütte, Robert, *Lust ohne Last*, München 2003, S. 57 f.

4 Müller-Landgraf, Ingrid, *Von Granat- und Gallapfel zur hormonalen Kontrazeption*, in: *Die Pille. Von der Lust und von der Liebe*, Gisela Staupe und Lisa Vieth (Hg.), Berlin 1996, S. 103.

5 Müller-Landgraf, Ingrid, *Von Granat- und Gallapfel zur hormonalen Kontrazeption*, in: *Die Pille. Von der Lust und von der Liebe*, Gisela Staupe und Lisa Vieth (Hg.), Berlin 1996, S. 104.

6 Jütte, Robert, *Lust ohne Last*, München 2003, S. 78 f.

7 Der Pearl-Index des Coitus interruptus liegt laut Pro Familia bei 4 bis 18, im Vergleich zu 85 bei Geschlechtsverkehr ohne jede Vorkehrung. Der sogenannte Pearl-Index gibt hier an, wie viele Frauen, die ein Jahr lang mit einer bestimmten Methode verhüten, im Verlauf des Jahres schwanger werden.

8 https://www.profamilia.de/, https://www.profamilia.de/erwachsene/verhuetung/koitus-interruptus.html (zuletzt abgerufen am 28. 6. 2017).

9 Müller-Landgraf, Ingrid, *Von Granat- und Gallapfel zur hormonalen Kontrazeption*, in: *Die Pille. Von der Lust und von der Liebe*, Gisela Staupe und Lisa Vieth (Hg.), Berlin 1996, S. 105.

10 Asbell, Bernhard, *Die Pille und wie sie die Welt veränderte*, München 1996, S. 94.

11 Jütte, Robert, *Lust ohne Last*, München 2003, S. 108/123.

12 Müller-Landgraf, Ingrid, *Von Granat- und Gallapfel zur hormonalen Kontrazeption*, in: *Die Pille. Von der Lust und von der Liebe*, Gisela Staupe und Lisa Vieth (Hg.), Berlin 1996, S. 105 f.

13 Jütte, Robert, *Lust ohne Last*, München 2003, S. 78 f.

14 Müller-Landgraf, Ingrid, *Von Granat- und Gallapfel zur hormonalen Kontrazeption*, in: *Die Pille. Von der Lust und von der Liebe*, Gisela Staupe und Lisa Vieth (Hg.), Berlin 1996, S. 106.

15 Jütte, Robert, *Lust ohne Last*, München 2003, S. 49 ff.

16 Asbell, Bernhard, *Die Pille und wie sie die Welt veränderte*, München 1996, S. 111.

17 Asbell, Bernhard, *Die Pille und wie sie die Welt veränderte*, München 1996, S. 58.

18 Jütte, Robert, *Lust ohne Last*, München 2003, S. 182 ff.

19  Bretschneider, Ute, *Anti-Baby-Pille und sexuelle Revolution*, in: *Wenn Liebe ohne Folgen bliebe. Zur Kulturgeschichte der Verhütung*, Metz-Becker Marita (Hg.), Kromsdorf / Weimar 2006, S. 52.

20  Asbell, Bernhard, *Die Pille und wie sie die Welt veränderte*, München 1996, S. 49 ff.

21  Asbell, Bernhard, *Die Pille und wie sie die Welt veränderte*, München 1996, S. 146 ff.

22  Tone, Andrea, *Devices and Desires*, New York 2002, S. 214.

23  Tone, Andrea, *Devices and Desires*, New York 2002, S. 219 f.

24  Siegel Watkins, Elizabeth, *How the Pill Became a Lifestyle Drug. The Pharmaceutical Industry and Birth Control in the United States Since 1960*, in: Public Health Then and Now, August 2012/102 (8), S. 1468.

25  Siegel Watkins, Elizabeth, *How the Pill Became a Lifestyle Drug. The Pharmaceutical Industry and Birth Control in the United States Since 1960*, in: Public Health Then and Now, August 2012/102 (8), S. 1468 f.

26  https://www.tk.de/, https://www.tk.de/centaurus/servlet/contentblob/771128/Datei/2793/Pillenreport-2015.pdf, S. 18 (zuletzt abgerufen am 9. 8. 2017).

27  Tone, Andrea, Devices and Desires, New York 2002, 204.

28  Siehe auch: Jütte, Robert, *Lust ohne Last*, S. 244.

29  Steinbacher, Sybille, *Wie der Sex nach Deutschland kam, Der Kampf um Sittlichkeit und Anstand in der frühen Bundesrepublik*, München 2011, S. 352.

30  Asbell, Bernhard, *Die Pille und wie sie die Welt veränderte*, München 1996, S. 241.

31  Steinbacher, Sybille, *Wie der Sex nach Deutschland kam, Der Kampf um Sittlichkeit und Anstand in der frühen Bundesrepublik*, München 2011, S. 125.

32  Steinbacher, Sybille, *Wie der Sex nach Deutschland kam, Der Kampf um*

*Sittlichkeit und Anstand in der frühen Bundesrepublik*, München 2011, S. 50 ff.

33  http://www.vzhh.de/docs/6148/themen.aspx, http://www.vzhh.de/gesundheit/478327/frauenaerzte-schlecht-beraten-in-sachen-ver-huetung.aspx (zuletzt abgerufen am 9.7.2017).

34  http://www.stern.de/, http://www.stern.de/tv/stern-tv-zur-antibabypille-thrombose-und-emboliegefahr-fuer-junge-frauen-6545780.html (zuletzt abgerufen am 9.7.2017).

35  https://www.tk.de/, https://www.tk.de/centaurus/servlet/contentblob/771128/Datei/2793/Pillenreport-2015.pdf, S. 23 (zuletzt abgerufen am 9.8.2017).

## Willkommen im Kapitalismus

1  https://www.tk.de/, https://www.tk.de/centaurus/servlet/contentblob/771128/Datei/2793/Pillenreport-2015.pdf, S. 14 (zuletzt abgerufen am 9.8.2017).

2  Van de Kaa, Dirk J., *On the Societal Impact of Modern Contraception*, in: *The Future of Motherhood in Western Societies. Late Fertility and its Consequences*, Dordrecht 2011, S. 51.

3  *Konferenz der Hormone*, Spiegel, 22/72, http://www.spiegel.de/spiegel/print/d-42944714.html (zuletzt abgerufen am 6.7.2017).

4  Sieg, Sabine, »Anovlar« – die erste europäische Pille, in: *Die Pille. Von der Lust und von der Liebe*, Gisela Staupe und Lisa Vieth (Hg.), Berlin 1996, S. 140.

5  Tone, Andrea, *Devices and Desires*, New York 2002, S. 242 ff.

6  Tone, Andrea, *Devices and Desires*, New York 2002, S. 243.

7  Tone, Andrea, *Devices and Desires*, New York 2002, S. 244.

8  Tone, Andrea, *Devices and Desires*, New York 2002, S. 246.

9  Tone, Andrea, *Devices and Desires*, New York 2002, S. 224.

10  Blech, Jörg, *Die Krankheitserfinder. Wie wir zu Patienten gemacht werden*, Frankfurt 2014, S. 40 f.

11  Walter, Caroline; Kobylinski, Alexander, *Patient im Visier. Die neue Strategie der Pharmaindustrie*, Frankfurt 2011, S. 25 ff.

12  Bundesministerium der Justiz und für Verbraucherschutz: https://www.gesetze-im-internet.de/heilmwerbg/BJNR006049965.html (zuletzt abgerufen am 6.7.2017).

13  Walter, Caroline; Kobylinski, Alexander, *Patient im Visier. Die neue Strategie der Pharmaindustrie*, Frankfurt 2011, S. 125 ff.

14  Walter, Caroline; Kobylinski, Alexander, *Patient im Visier. Die neue Strategie der Pharmaindustrie*, Frankfurt 2011, S. 21.

15  https://www.tk.de/, https://www.tk.de/centaurus/servlet/content-blob/771128/Datei/2793/Pillenreport-2015.pdf, S. 9 (zuletzt abgerufen am 9.8.2017).

16  Arznei Telegramm: https://www.arznei-telegramm.de, https://www.arznei-telegramm.de/register/H9711MM.pdf (zuletzt abgerufen am 10.8.2017).

17  In einer durch die Techniker Krankenkasse in Auftrag gegebenen Studie ergab sich, dass 19 Prozent unter den Top-Ten-Google-Ergebnissen für verschiedene relevante Suchen zum Thema auf die Pharmaindustrie zurückgehen oder anderweitig als unseriös einzustufen sind. Von 31 als irreführend oder unseriös eingestuften Seiten waren 25 jeweils einer bestimmten Pharmafirma zuzuordnen. https://www.tk.de/centaurus/servlet/contentblob/771128/Datei/2793/Pillenreport-2015.pdf, S. 34 ff.

18  Arznei Telegramm: https://www.arznei-telegramm.de, https://www.arznei-telegramm.de/register/H9711MM.pdf (zuletzt abgerufen am 10.8.2017).

19  Dr. med. Dorothee Struck, *Verhüten ohne Hormone, Alternativen zu Pille und Co.*, Wiggensbach 2015, S. 18 f.

20 https://www.tk.de/, https://www.tk.de/centaurus/servlet/
contentblob/771128/Datei/2793/Pillenreport-2015.pdf, S. 32 ff.
(zuletzt abgerufen am 9. 8. 2017).

21 https://www.tk.de/, https://www.tk.de/centaurus/servlet/
contentblob/771128/Datei/2793/Pillenreport-2015.pdf, S. 32 ff.
(zuletzt abgerufen am 9. 8. 2017).

22 Bei der Jenapharm heißt es zur Libido: Bei manchen Frauen wird
die Lust auf Sex durch die Pille eher gesteigert. Denn durch die hohe
Verhütungssicherheit ist die Angst vor einer ungewollten Schwangerschaft genommen. Oftmals sind Spannungen und Konflikte in der
Partnerschaft der Grund dafür, dass die Libido nachlässt. Da jede Frau
sehr individuell auf die Pille reagiert, ist es in einzelnen Fällen auch
möglich, dass die Zusammensetzung der Pille die Lust beeinträchtigt.
Wenden Sie sich dann vertrauensvoll an Ihren Frauenarzt / Ihre
Frauenärztin.

23 Der Mythos vom regelmäßigen Zyklus grenzt dabei an sich schon an
eine Lüge, da unter der Einnahme der Pille ja gar kein Zyklus stattfindet.

24 Wegner, Katrin, *Die Pille und ich. Vom Symbol der sexuellen Befreiung zur
Lifestyle-Droge*, München 2015, S. 127 f.

25 Die Pille: https://www.youtube.com/watch?v=cV16wR1rvi0 (zuletzt
abgerufen am 9. 8. 2017).

26 Bundeszentrale für gesundheitliche Aufklärung: https://www.bzga.
de/, http://publikationen.sexualaufklaerung.de/index.php?do-
cid=4038 (zuletzt abgerufen am 9. 8. 2017).

27 Walter, Caroline; Kobylinski, Alexander, *Patient im Visier. Die neue
Strategie der Pharmaindustrie*, Frankfurt 2011, S. 203.

28 Walter, Caroline; Kobylinski, Alexander, *Patient im Visier. Die neue
Strategie der Pharmaindustrie*, Frankfurt 2011, S. 204.

29 Schott, Gisela, u. a., *Finanzierung von Arzneimittelstudien durch pharma-zeutische Unternehmen und die Folgen*, in: Deutsches Ärzteblatt 107 (16), S. 282.

30 Walter, Caroline; Kobylinski, Alexander, *Patient im Visier. Die neue Strategie der Pharmaindustrie*, Frankfurt 2011, S. 205 f.

31 https://correctiv.org/recherchen/euros-fuer-aerzte/artikel/2017/07/14/nur-noch-eine-kleine-minderheit-der-aerzte-will-ihre-zuwendungen-von-pharmafirmen-offenlegen/ (zuletzt abgerufen am 15.7.2017).

32 Blech, Jörg, *Die Krankheitserfinder. Wie wir zu Patienten gemacht werden*, Frankfurt 2014, S. 46.

33 In der Datenbank des gemeinnützigen Recherchenetzwerks Correctiv kann man als Patientin nachsehen, ob der eigene Arzt / die eigene Ärztin Zuwendungen von der Pharmaindustrie erhalten hat. Leider erklärt sich bislang nur jeder / e vierte Arzt / Ärztin dazu bereit, sich hier zu registrieren und damit auch die erhaltenen Zahlungen offen-zulegen. https://correctiv.org/recherchen/euros-fuer-aerzte/daten-bank/.

34 Schott, Gisela, u. a., *Finanzierung von Arzneimittelstudien durch pharma-zeutische Unternehmen und die Folgen*, in: Deutsches Ärzteblatt 107 (16), S. 279 ff.

35 Zitiert in: Blech, Jörg, *Die Krankheitserfinder. Wie wir zu Patienten gemacht werden*, Frankfurt 2014, S. 146.

36 Bei der Endometriose wird Gebärmutterschleim auch außerhalb der Gebärmutter aufgebaut, was zu starken Schmerzen und Unfrucht-barkeit führen kann. Es handelt sich hierbei um eine chronische Erkrankung.

37 Heiße Wallungen, Der Spiegel 27/2011 http://www.spiegel.de/spiegel/print/d-79303843.html (zuletzt abgerufen am 9.7.2017).

38 Writing Group for the Women's Health Initiative Investigators: *Oestrogen plus progestin increased coronary heart disease and breast cancer in postmenopausal women*, in: Evidence Based Nursing Journal, 20/2003.

39 US-Pharmafirma ließ geschönte Studien von Ghostwritern schreiben, http://www.spiegel.de, http://www.spiegel.de/wissenschaft/medizin/medizin-skandal-us-pharmafirma-liess-geschoente-studien-von-ghostwritern-schreiben-a-640613.html (zuletzt abgerufen am 9.7.2017).

40 Jennifer Hayes, u. a., *Effects of Estrogen plus Progestin on Health-Related Quality of Life*, in: The New England Journal of Medicine, 2003/348.

41 JoAnn E. Manson, u. a., *Menopausal Hormone Therapy and Health Outcomes During the Intervention and Extended Poststopping Phases of the Women's Health Initiative Randomized Trials*, in: Journal of the American Medical Association, 310 (13).

42 *Heiße Wallungen*, Spiegel 27/2011: http://www.spiegel.de/spiegel/print/d-79303843.html (zuletzt abgerufen am 9.7.2017).

43 Oft verschriebene Präparate, die Gestagene dieser dritten und vierten Generation sowie Gestagene mit unklarem Risiko enthalten, sind laut *Pillenreport* der Techniker Krankenkasse z. B.: Maxim®, Lamuna®, Velafee®, Belara®, Dienovel®, Maitalon®, Zoely®, Chariva®, Belissima®, Valette®, Mayra®, Desmin®, Bonadea®, Aristelle®, Aida®, Yaz®, Chloee®, Mona-Hexal®, Enriqa®, Yasminelle®, Minette®, Starletta Hexal®, Yasmin®, Lilia®, Neo-Eunomin®.

44 https://www.tk.de/, https://www.tk.de/centaurus/servlet/content-blob/771128/Datei/2793/Pillenreport-2015.pdf, S. 18 (zuletzt abgerufen am 9.8.2017).

45 https://www.tk.de/, https://www.tk.de/centaurus/servlet/content-blob/771128/Datei/2793/Pillenreport-2015.pdf, S. 18 (zuletzt abgerufen am 9.8.2017).

46 https://www.tk.de/, https://www.tk.de/centaurus/servlet/content-blob/771128/Datei/2793/Pillenreport-2015.pdf, S. 23 f. (zuletzt abgerufen am 9.8.2017).

47 https://www.tk.de/, https://www.tk.de/centaurus/servlet/content-blob/771128/Datei/2793/Pillenreport-2015.pdf, S. 19 (zuletzt abgerufen am 9.8.2017).

# Uterusdialoge

1 Ein paar Empfehlungen dazu werden sich am Ende dieses Buches finden.

2 Beispiele für Apps dieser Art sind CLUE, Glow und Natural Cycles.

3 Der Vortrag von Prof. Tillmann Krüger ist abzurufen unter: http://www.cyou2011.sexualaufklaerung.de/index.php?docid=200«c502 (zuletzt abgerufen am 15.7.2017).

4 http://www.sueddeutsche.de, http://www.sueddeutsche.de/gesundheit/apps-zur-zyklusueberwachung-verhueten-mit-dem-smartphone-1.2888748-3 (zuletzt abgerufen am 15.7.2017).

5 https://www.profamilia.de, https://www.profamilia.de/erwachsene/verhuetung/pearl-index.html (zuletzt abgerufen am 10.8.2017).

6 Matthiesen, Silja, *Wenn Verhütung scheitert – Qualitative und quantitative Analysen zu Verhütungspannen bei Jugendlichen*, in: Zeitung für Sexualforschung, 2008/21 (1), S.15f.

7 Matthiesen, Silja, *Wenn Verhütung scheitert – Qualitative und quantitative Analysen zu Verhütungspannen bei Jugendlichen*, in: Zeitung für Sexualforschung, 2008/21 (1), S.15f.

8 https://www.profamilia.de, https://www.profamilia.de/erwachsene/verhuetung/pearl-index.html (zuletzt abgerufen am 10.8.2017).

9 https://www.profamilia.de, https://www.profamilia.de/erwachsene/verhuetung/fruchtbarkeitswahrnehmung.html (zuletzt abgerufen am 10.8.2017).

10 P. Frank-Hermann u.a., *The effectiveness of a fertility awareness based method to avoid pregnancy in relation to a couple's sexual behaviour during the fertile time: a prospective longitudinal study*, in: Human Reproduction, Mai 2007/22 (5), S.6f.

11 https://www.klinikum.uni-heidelberg.de, https://www.klinikum.uni-heidelberg.de/Natuerliche-Familienplanung.105835.0.html (zuletzt abgerufen am 15.7.2017).

12 http://www.presseportal.de, http://www.presseportal.de/
pm/115990/3253390 (zuletzt abgerufen am 15. 7. 2017).

13 Springer Gabler Verlag (Hg.), Gabler Wirtschaftslexikon, Stichwort:
Opportunitätskosten, online im Internet: http://wirtschaftslexikon.
gabler.de/Archiv/6755/opportunitaetskosten-v7.html (zuletzt abgerufen am 15. 7. 2017).

14 https://www.profamilia.de, https://www.profamilia.de/erwachsene/
verhuetung/pearl-index.html (zuletzt abgerufen am 10. 8. 2017).

## Mann oder doch lieber Mensch sein?

1 Perkins Gilman, Charlotte, *The Man-Made World: or, Our Androcentric
Culture*, 1911, S. 10.

2 Zweiter Gleichstellungsbericht der Bundesregierung: http://www.
gleichstellungsbericht.de, http://www.gleichstellungsbericht.de/
gutachten2gleichstellungsbericht.pdf (zuletzt abgerufen am
10. 8. 2017).

3 McRobbie, Angela, *Top Girls*, Wiesbaden 2008, S. 1/25 ff./71.

4 McRobbie, Angela, *Top Girls*, Wiesbaden 2008, S. 20 ff.

5 McRobbie, Angela, *Top Girls*, Wiesbaden 2008, S. 20 ff.

6 http://www.handelsblatt.com/unternehmen/industrie/anti-baby-
pille-der-siegeszug-eines-medikaments/3522452.html.

7 McRobbie, Angela, *Top Girls*, Wiesbaden 2008, S. 21 f.

8 Broschüre von: Interkulturelles Frauen- und Mädchen-Gesundheits-
zentrum HOLLA e. V. und Mädchenbeirat die Hollies, Industrie-
straße 131C, 50996 Köln. Gefördert durch die filia Stiftung, S. 4.

9 Broschüre von: Interkulturelles Frauen- und Mädchen-Gesundheits-
zentrum HOLLA e. V. und Mädchenbeirat die Hollies, Industriestra-
ße 131C, 50996 Köln. Gefördert durch die filia Stiftung, S. 17 und 23.

10  Descartes, René, *Abhandlung über die Methode richtig zu denken und die Wahrheit in den Wissenschaften zu suchen*, Berlin 1870, Sechster Abschnitt.

11  Foucault, Michel, *Sexualität und Wahrheit*, Frankfurt 1987, S. 75/93.

12  Foucault, Michel, *Überwachen und Strafen. Die Geburt des Gefängnisses*, Berlin 2016, S. 174.

13  McRobbie, Angela, *Top Girls*, Wiesbaden 2008, S. 112 ff.